FIT IN 5 MINUTEN

Bein- und Po-Training für jeden Tag

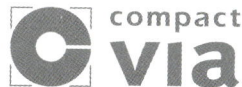

Bisher sind in dieser Reihe erschienen:

- Bauchtraining für jeden Tag
- Beckenbodentraining für jeden Tag
- Kurzentspannung für jeden Tag
- Pilates für jeden Tag
- Rückentraining für jeden Tag

compact via ist ein Imprint der Compact Verlag GmbH

© Compact Verlag
Baierbrunner Straße 27, 81379 München
Ausgabe 2014
2. Auflage

Alle Rechte vorbehalten. Nachdruck, auch auszugsweise, nur mit ausdrücklicher Genehmigung des Verlages gestattet. Alle Angaben wurden sorgfältig recherchiert, eine Garantie bzw. Haftung kann jedoch nicht übernommen werden. Zur Veranschaulichung der Übungsbeschreibungen sind ausschließlich die Illustrationen bestimmt.

Text: Kerstin Kraska-Lüdecke
Chefredaktion: Dr. Matthias Feldbaum
Redaktion: Anja Fislage
Produktion: Frank Speicher
Abbildungen: Compact Verlag 4; djd/Allianz Deutschland AG 8; Engel & Wachs Medienproduktion 18–78, U3; Fotolia.de/Dana Bartekoske 11; Fotolia.de/Kzenon 12; Fotolia.de/Kristian Sekulic 15; mauritius images 7, 16; picture-alliance/dpa 5; Fotolia.de/Boguslaw Mazur (CD-Symbol)
Titelabbildung: Engel & Wachs Medienproduktion
Gestaltung: Bettina Weisl
Umschlaggestaltung: Engel & Wachs Medienproduktion

ISBN 978-3-8174-6446-3
5264461/2

www.compactverlag.de

Bein- und Po-Training für jeden Tag

Grundlagen 4

Fit und schön	4
Vor und nach dem Training	10
Grundregeln vor Trainingsbeginn	16

Übungen 18

Werden Sie aktiv!	18
So wird's intensiver	19
Lust auf mehr?	19
Schönheit von innen	20
Kraft & Beweglichkeit	24
Lift it up	28
Body-Balance	32
Effektivtraining	36
Fit in Form	40
Blickfang Po	44
Beine hoch	48
Ran an die Problemzonen	52
Fitness für Profis	56
Der richtige Kick	60
Beine schlank und schön	64
Venentraining	68
Straffe Muskeln	72
Beinpower	76
Gezielt trainieren	80

GRUNDLAGEN

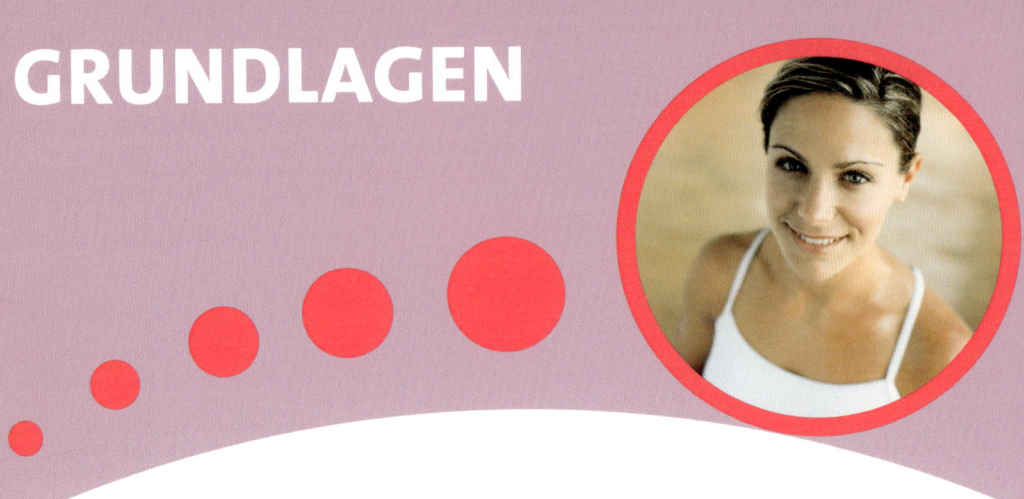

Fit und schön

Fitness, Gesundheit, Schönheit – das sind Grundpfeiler, die bei unserem täglichen Wohlbefinden eine wichtige Rolle spielen. Ein wohlgeformter, schlanker Körper mit geschmeidigen Muskeln ist nicht nur unter ästhetischen Gesichtspunkten positiv zu bewerten, sondern steigert auch die Gesundheit und das Selbstbewusstsein eines Menschen. Kräftige Muskeln stützen unser Skelett, halten uns aufrecht und beweglich, bis ins hohe Alter.

Fast jeder träumt davon, einen Traumkörper zu besitzen, fit und beweglich zu sein, doch nur wenige schaffen es, diesen Wunsch in die Tat umzusetzen. In der Hektik des Alltags findet man oft kaum Zeit, sich einmal um sich selbst zu kümmern. Termine und Verpflichtungen stehen an, Familie und Freunde warten und es bleibt wenig Gelegenheit durchzuatmen. Und wenn man abends erschöpft nach Hause kommt, möchte man gerne seine Ruhe haben!

5 Minuten sind genug

Dabei ist es ganz einfach, etwas für seine Gesundheit zu tun: Man muss nicht gleich ein anstrengendes Programm im Fitnessstudio

Grundlagen

absolvieren oder für einen Marathon trainieren. Nehmen Sie sich einfach täglich 5 Minuten Zeit! Warum 5 Minuten? Weil jeder es schafft, 5 Minuten Bewegung in seinen Tagesablauf einzubauen, ohne Stress und großen Aufwand. Dieses 5-Minuten-Programm kann man überall und zu jeder Zeit ausführen – zu Hause, unterwegs, im Büro, kurz nach dem Aufstehen oder kurz vor dem Schlafengehen ... Es wirkt, macht Spaß und meist auch Lust auf mehr. Wie fängt man ein solches Training aber überhaupt an, und wie macht man es richtig? Dies erfahren Sie auf den folgenden Seiten.

Bevor es aber losgeht, noch einige wichtige Informationen, die Ihnen helfen sollen, in kurzer Zeit Ihre Fitness zu steigern.

Das Ziel des 5-Minuten-Trainings ist es, die Muskeln zu kräftigen. Muskeln verbrauchen mehr Kalorien als Fett. Wenn man also Muskelmasse aufbaut, wird auch automatisch der Kalorienverbrauch gesteigert! Außerdem wird dadurch das Gewebe gestrafft, die Muskeln bekommen mehr Spannung und dadurch auch eine schöne Form, Ihre Körperhaltung sowie Ihre Körperproportionen bessern sich. Stellen Sie sich vor, wie wohlgeformt und sportlich Ihr Körper bald aussehen kann und was für eine gute Figur Sie demnächst im Schwimmbad oder am Strand machen werden!

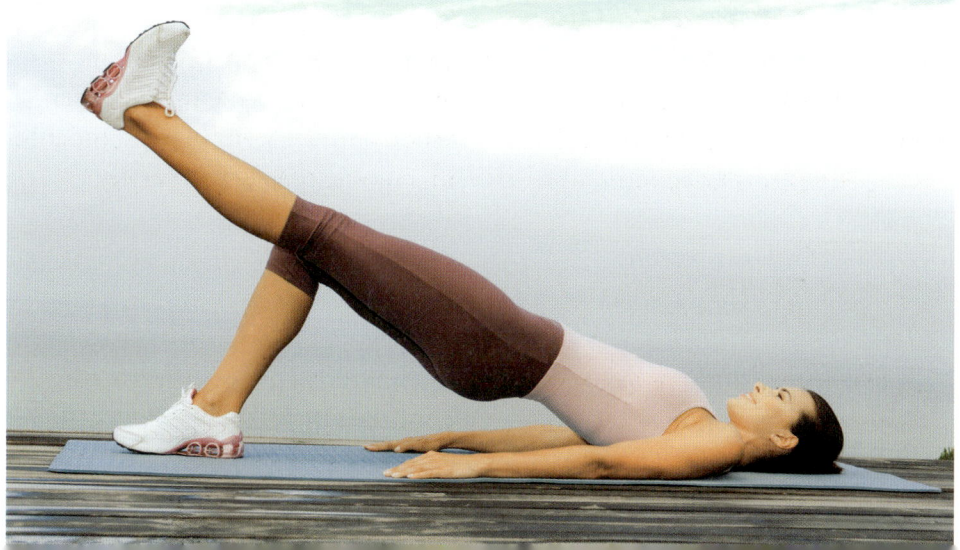

Die wichtigen Aufgaben der Muskeln

Viele Menschen denken, Muskeln sind nur etwas für Profisportler, Bodybuilder oder „Fitnessfreaks". Aber Muskeln brauchen wir alle. Ohne sie können wir unseren Körper nicht gegen die Schwerkraft aufrichten und halten – das Knochengerüst würde regelrecht zusammenklappen. Außerdem schützen Muskeln unsere Knochen und Gelenke, wenn sie Belastungen, z. B. beim Springen oder Heben, abfedern müssen.
Alle unsere Bewegungen sind nur durch das Zusammenspiel von Muskeln und Nerven möglich, egal, ob wir nur ein Wasserglas heben oder einen Waldlauf machen.
Der menschliche Körper besteht aus 639 Muskeln, diese machen etwa 40 Prozent des Gesamtkörpergewichts aus. Muskeln können sich als einziges Organ im Körper zusammenziehen (kontrahieren). Der Auslöser der Muskelkontraktion ist unser Gehirn, das den Befehl dazu über die Nervenfasern weiterleitet.
Bewegt der Mensch sich nicht genug und trainiert seine Muskeln nicht ausreichend, werden diese geschwächt und verkümmern. Dies bedeutet, dass sie ihre stützende und stabilisierende Funktion auf die Wirbelsäule, das Fußskelett und die gesamte Haltung verlieren. Es kann zur Schwächung des Bindegewebes kommen, was wiederum zu Überlastungsschäden in den Gelenken führt. Ein andauernder Bewegungsmangel begünstigt auch Stoffwechselstörungen. Kommt noch eine falsche Ernährung hinzu – zu viel und zu ungesundes Essen – können leicht Übergewicht, Diabetes und Ausdauerschwäche die Folge sein. Durch Bewegungsmangel kann es

Gesunde und straffe Beine

Die Beinmuskulatur wird im Alltag oft nur einseitig beansprucht. Trainieren Sie deshalb gezielt: So werden Muskeln und Gelenke gleichmäßig belastet und gleichzeitig die Durchblutung und die Fettverbrennung gefördert.

Grundlagen

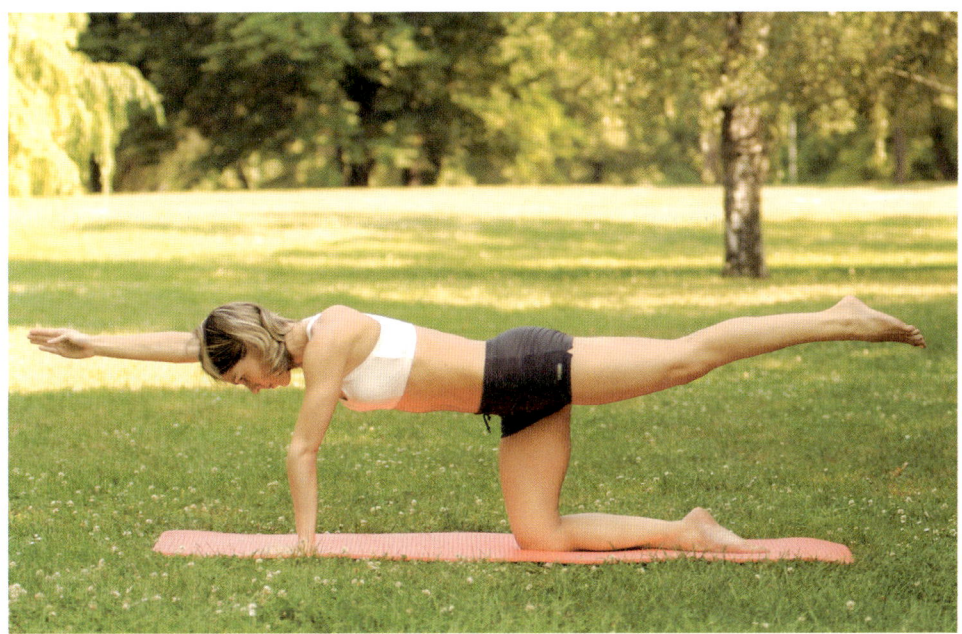

außerdem zu Herz-Kreislauf-Erkrankungen und Bluthochdruck kommen. Wie man sieht: Es mag zwar gemütlich sein, „Couch-Potato" zu spielen, gesund ist es aber nicht.

In diesem Buch wird ganz besonders die äußerst wichtige Muskulatur der Beine und des Pos behandelt! Diese Muskelpartien werden täglich beansprucht, z. B. beim Gehen, Laufen, Radfahren oder Treppensteigen. Ohne Beinmuskeln „läuft" nichts! Jüngste Forschungen haben außerdem ergeben, dass Menschen, die an Rückenproblemen leiden, fast immer zu schwache Beinmuskeln haben. Und die Gesäßmuskulatur ist nicht nur als Bindeglied zwischen Rumpf und Beinen bedeutsam, sondern spielt außerdem eine zentrale Rolle bei der Körperhaltung sowie der Bewegungskoordination. Es geht also um viel mehr als nur um das gute Aussehen. Und dabei ist es doch ein wunderbarer Nebeneffekt, wenn man schöne, schlanke Beine und einen knackigen Po hat!

Ganz alltäglich – Training zwischendurch

Jeden Tag, ja beinahe jede Minute können Sie ganz einfach dazu beitragen, dass Ihr Po runder und knackiger, Ihre Beine straffer und wohlgeformter werden. Der tägliche Alltagstrott bietet nämlich zahlreiche versteckte Trainingsmöglichkeiten, die man nur erst erkennen muss. Hier ein paar simple Beispiele:

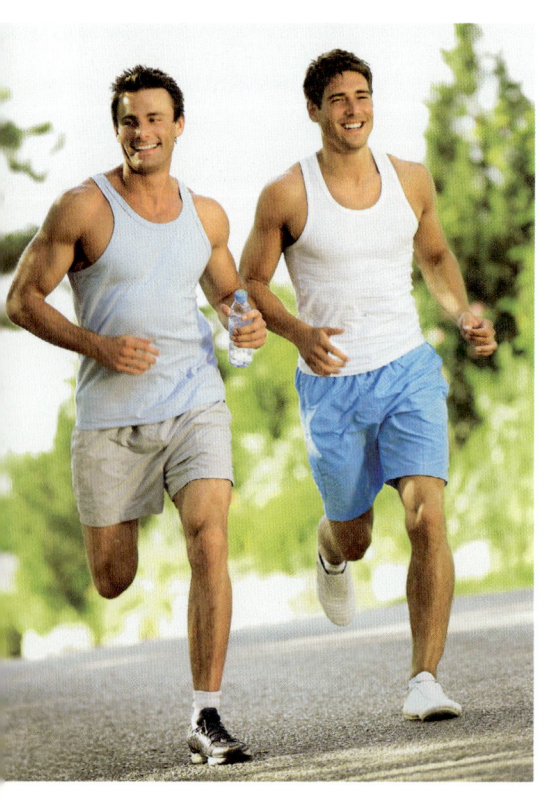

- **Der Klassiker:** Gehen Sie bewusst. Was das bedeutet? Ganz einfach: Lassen Sie den Fahrstuhl öfter mal stehen, erklimmen Sie Treppen, so oft und so lange Sie können. Ob auf dem Weg zum Bus oder in Ihrem Bürohochhaus, Ihr Po wird Ihnen die zusätzliche Muskelarbeit mehr als danken. Nicht zu vergessen die Kalorien, die Sie dabei verbrennen! Ein Tipp für Fortgeschrittene: Nehmen Sie beim Treppensteigen gleich zwei Stufen auf einmal. Aber Achtung: Holen Sie den Schwung stets aus der Gesäßmuskulatur.

- **Den Po zusammenkneifen:** Diese unscheinbar wirkende Übung wirkt grandios! Und das Gute daran: Sie können sie überall ausführen, ohne dass es auffällt. Legen Sie gleich jetzt los – kneifen Sie Ihre Pobacken fest zusammen, und halten Sie sie in dieser Position einen kurzen Moment. Entspannen Sie dann die Gesäßmuskulatur, ehe Sie diese erneut zusammenkneifen. Ob Sie gerade im Auto fahren, auf dem Bürostuhl sitzen, in der Schlange

Grundlagen

vor der Kasse stehen oder an der Haltestelle warten – das Pokneifen können Sie überall einbauen!

- **Joggen – zu Land und im Wasser:** Auch wenn das Joggingfieber Sie bisher noch nicht erfasst hat – geben Sie sich einen Ruck, und probieren Sie es aus. Gesäß- und Beinmuskulatur werden dadurch enorm gestrafft! Wenn Sie den Einstieg geschafft haben, schließen Sie sich einer Laufgruppe an – dann sind schlanke Beine und ein Knackpo für Sie keine Wunschträume mehr! Sind Sie eher eine Wasser- als eine Landratte, joggen Sie einfach im Hallenbad: Bis zur Brust sollte Ihnen das Wasser reichen, und dann joggen Sie los. Ihre Pomuskulatur wird dadurch ordentlich trainiert und auf Vordermann gebracht. Das Aquajogging ist gut geeignet für Anfänger oder nach Verletzungen und Operationen, denn dabei werden Ihre Gelenke geschont.
- **Bei der Hausarbeit:** Putzen, einkaufen, waschen und vieles mehr steht bei der täglichen Hausarbeit an. Hier ein kleiner Tipp, wie man fast unbemerkt eine Po- und Beinübung einbauen kann: Stellen Sie sich beim Staubsaugen oder Fensterputzen einfach mal auf die Zehenspitzen. Kneifen Sie dabei die Gesäßmuskulatur zusammen und straffen Sie Ihre Körpermitte. Laufen Sie ein paar Schritte auf den Zehenspitzen, ehe Sie sich wieder auf die ganze Fußsohle stellen, und spüren Sie die Straffung in der hinteren Oberschenkel- und in der Gesäßmuskulatur.

Diese kleinen Alltagstricks können Sie ergänzend zu dem 5-Minuten-Programm in Ihren Alltag einbauen.

> **Inlineskating – Potraining pur**
>
> Kaum eine Sportart bringt Ihren Gesäßmuskel so in Form wie das Inlineskating. Wenn Sie Inlineskates im Keller stehen haben, entstauben Sie diese. Und wenn nicht, probieren Sie das Skaten doch einfach einmal aus – vielleicht kommen Sie auf den Geschmack!

Vor und nach dem Training

Auch beim 5-Minuten-Programm ist es wichtig, dass man seinen Körper auf die Übungen vorbereitet und ein kurzes Aufwärmprogramm, das sogenannte Warm-up, einbaut. Nach Beenden der Übungen und einem kurzen Cool-down sollten Sie unbedingt die Muskulatur, die Sie gerade trainiert haben, dehnen, damit Sie keinen Muskelkater bekommen. Die Aufwärmübungen sind so ausgewählt, dass Sie diese leicht überall und ohne zusätzliche Hilfsmittel ausführen können.

Warm-up – aufgewärmt trainieren

Ziel des Warm-ups ist es, Ihre Muskeln aufzuwärmen und zu lockern. Wenn Sie also merken, dass Ihnen angenehm warm wird, Sie vielleicht sogar schon leicht anfangen, zu schwitzen, dann war das Aufwärmen erfolgreich. Natürlich ist es besonders bei anstrengenden Übungen oder für Anfänger wichtig, dass sie ihren Körper und die Muskulatur sehr gut auf das folgende Training vorbereiten. Deshalb können Sie auch die weiter unten angegebenen Dehnübungen problemlos in Ihr Warm-up einbauen.
Stellen Sie sich aufrecht hin, gehen Sie nun eine Weile auf der Stelle. Schwingen Sie Ihre angewinkelten Arme dabei dicht am Körper hin und her. Ziehen Sie nach einiger Zeit die

Warm-up mit Spaß

Sie können für das Warm-up auch Ihr Lieblingslied auflegen und dazu tanzen. Oder toben Sie mit Ihren Kindern, danach ist Ihre Muskulatur ausreichend aufgewärmt. Ein kurzer Lauf durch den Garten ist ebenfalls eine gute Trainingsvorbereitung.

Grundlagen 11

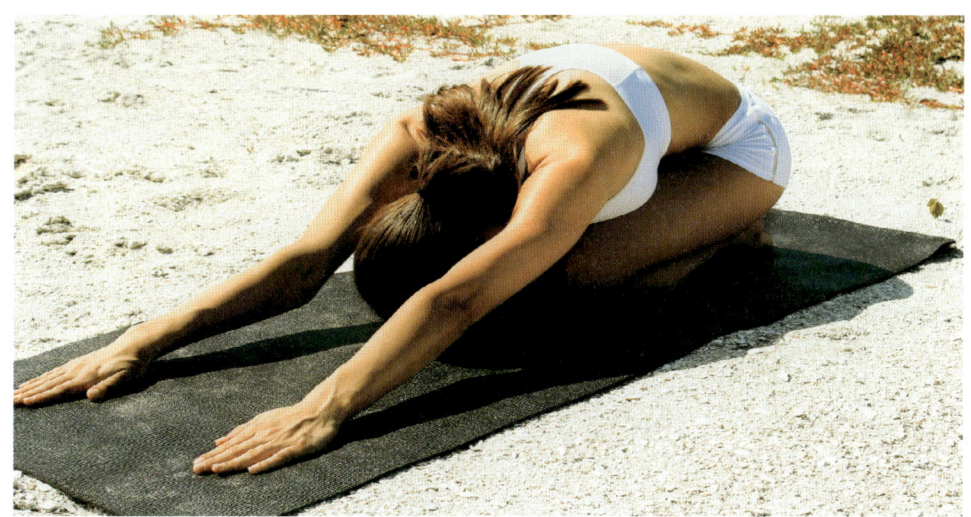

Knie höher an, und bewegen Sie die Arme kräftiger. Nach diesem sehr dynamischen Marsch bleiben Sie nun auf der Stelle stehen, gehen nur noch mit leichtem Tritt und heben die Arme nach einiger Zeit über den Kopf. Anschließend senken Sie diese wieder. Wiederholen Sie dies mehrmals, und atmen Sie dabei ruhig ein und aus.

Cool-down – entspannter Ausklang

Jedes Trainingsprogramm, das Sie absolvieren, sollten Sie langsam ausklingen lassen. Gehen Sie dazu eine Weile auf der Stelle, und lassen Sie die Arme locker am Körper vor- und zurückschwingen. Wenn Sie merken, dass die Anstrengung verfliegt, Sie sich langsam abkühlen und der Puls sich normalisiert, heben Sie mit einem tiefen Atemzug die Arme über den Kopf; beim Senken der Arme atmen Sie wieder aus. Wiederholen Sie diese entspannende Bewegung 3-mal, gehen Sie dabei stets weiter locker auf der Stelle. Wenn Sie so „abgekühlt" sind, können Sie Ihre Muskulatur dehnen. Aber Achtung: Sollte Ihnen tatsächlich kalt werden, ziehen Sie sich lieber einen Pullover oder eine Jacke über, ehe Sie weitermachen, sonst verkrampft Ihre Muskulatur leicht und kann zu schmerzen beginnen.

Wichtig: Dehnen der Muskulatur

Das Dehnen der beanspruchten Muskulatur ist ein Übungsteil, der beim Sport gerne vernachlässigt wird. Vor dem Training dient das Dehnen dazu, die Muskeln auf die kommende Beanspruchung vorzubereiten, nach den Übungen werden die gerade trainierten Muskeln durch das Dehnen entspannt.

Vielen Sporttreibenden ist nicht bewusst, wie sehr sich das Verletzungsrisiko verringert, wenn man die Dehnübungen ernst nimmt. Wenn die Muskulatur und die Bänder nicht genügend gedehnt sind, können eine Zerrung oder sogar ein Bänderriss die Folge sein.

Durch das ausreichende Dehnen wird die Muskulatur dagegen auf eine erhöhte Belastung vorbereitet. Zusätzlich wird dadurch die Durchblutung angeregt, die Muskelfasern werden stimuliert und geschmeidiger.

Wenn man also das Dehnen außer Acht lässt, können Muskelfaserzerrungen oder -risse die Folge sein. Eine Zerrung macht sich durch starkes Ziehen in den Muskeln bemerkbar, bei einem Riss fühlt man heftige Stiche in der betroffenen Muskelregion und kann sich meist nicht mehr weiter bewegen.

Grundlagen

Vorderer Oberschenkel

Im Liegen: Legen Sie sich seitlich auf eine bequeme Unterlage. Stützen Sie den Oberkörper auf Ihren angewinkelten Arm und fassen Sie das Bein, das Sie dehnen wollen, am Fußgelenk, während Sie das unten liegende Bein anwinkeln. Spannen Sie nun die Gesäßmuskulatur an. Dadurch wird gleichzeitig Ihre Hüfte gestreckt. Achten Sie darauf, dass beim Dehnen Ihre Knie nicht nach innen oder außen wandern. Ziehen Sie das Bein nun fest nach hinten. Wenn Sie eine starke Spannung im vorderen Oberschenkel spüren, dehnen Sie genau richtig. Drehen Sie sich nun auf die andere Seite, und dehnen Sie das andere Bein.

Im Stehen: Stellen Sie sich aufrecht hin, und winkeln Sie das zu dehnende Bein nach hinten an. Fassen Sie es mit der Hand der gleichen Seite, und ziehen Sie das Bein hoch. Sollten Sie bei dieser Dehnübung Probleme mit dem Gleichgewicht bekommen, stützen Sie sich einfach mit der anderen Hand an einer Wand oder einem Stuhl ab. Wiederholen Sie die Übung mit dem anderen Bein.

Hinterer Oberschenkel

Im Liegen: Legen Sie sich auf den Rücken. Heben Sie das Bein, das Sie dehnen wollen, nun gerade hoch in die Luft, das andere Bein bleibt am Boden liegen. Umfassen Sie das Bein in Kniehöhe mit den Händen, und ziehen Sie es noch ein Stückchen weiter zum Körper. Wiederholen Sie anschließend die Übung auf der anderen Seite.

Im Stehen: Dazu gibt es auch eine Dehnübung, die Sie im Stehen ausführen können. Stellen Sie sich aufrecht hin. Strecken Sie dann das Bein, das gedehnt werden soll, ein Stück nach vorn, und ziehen Sie die Fußspitze an. Das andere Bein wird leicht gebeugt, den Rücken sollten Sie gerade halten. Halten Sie die Spannung einige Sekunden, und wiederholen Sie die Übung mit dem anderen Bein.

Innerer Oberschenkel

Im Sitzen: Setzen Sie sich aufrecht auf eine Matte oder einen Teppich, und spreizen Sie die Beine leicht angewinkelt nach außen. Halten Sie den Rücken ganz gerade, und drücken

Sie nun mit beiden Händen die Beine noch etwas weiter auseinander.

Im Liegen: Legen Sie sich auf den Rücken. Schieben Sie Ihr Gesäß möglichst nah an eine Wand, rechts und links benötigen Sie ungefähr zwei Meter Platz. Strecken Sie die Beine gerade nach oben, und lehnen Sie sie an die Wand. Die Hüfte steht im rechten oder spitzen Winkel zu den Beinen. Lassen Sie nun die Beine langsam nach außen sinken, bis Sie die Spannung in den Oberschenkelinnenseiten spüren. Der Oberkörper bleibt gerade, Nacken und Schultern liegen entspannt auf dem Boden. Halten Sie die Dehnung einige Sekunden.

Äußerer Oberschenkel

Im Sitzen: Setzen Sie sich auf eine weiche Unterlage. Strecken Sie das rechte Bein gerade auf dem Boden aus. Das linke Bein, das gedehnt werden soll, winkeln Sie an und stellen es über das gestreckte Bein. Drehen Sie nun Ihren Oberkörper in die entgegengesetzte Richtung, legen Sie die Rückseite Ihres rechten Armes auf das linke Knie, und drücken Sie dagegen. Den linken Arm stellen Sie hinter Ihrem Oberkörper als Stütze ab. Wiederholen Sie die Übung mit der anderen Seite.

Im Liegen: Legen Sie sich auf den Rücken, und ziehen Sie das Bein, das gedehnt werden soll, mit der Hand des gegenüberliegenden Armes zum Körper heran. Auch hier wiederholen Sie die Übung mit der anderen Seite.

Waden

Stellen Sie sich aufrecht hin, die Beine stehen etwa schulterbreit auseinander. Nehmen Sie nun einen Fuß einen großen Schritt nach vorn, und verlagern Sie Ihr Gewicht auf das vordere Bein. Stützen Sie sich mit beiden Händen auf den vorgestellten Oberschenkel, neigen Sie Ihren Oberkörper nach vorn. Halten Sie dabei den Rücken gestreckt, sodass er eine gerade Linie mit dem nach hinten ausgestellten Bein bildet. Der Fuß des hinteren Beines steht möglichst ganz auf dem Boden, die Ferse ist also heruntergedrückt. Nun spüren Sie entlang der Wadenmuskulatur des hinteren Beines, wie diese gedehnt wird. Wiederholen Sie diese Übung mit dem anderen Bein.

Grundlagen 15

Schienbein

Stellen Sie sich mit geschlossenen Beinen aufrecht hin. Heben Sie den rechten Fuß, und setzen Sie die Zehen neben den linken Fuß. Ziehen Sie dann die Ferse des aufgestellten Fußes nach vorn, strecken Sie den Fußspann. Sie spüren die Dehnung im Schienbein. Halten Sie die Spannung für einige Sekunden, und wechseln Sie dann die Seiten.

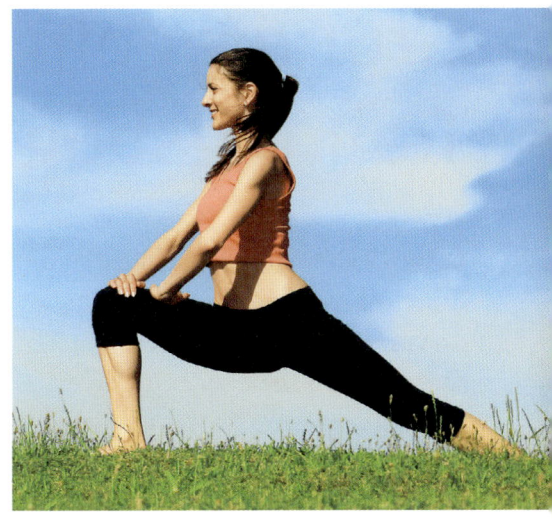

Pomuskulatur

Im Liegen: Legen Sie sich auf den Rücken, stellen Sie das rechte Bein auf, und legen Sie den linken Fuß auf das rechte Knie. Nun umfassen Sie den rechten Oberschenkel mit beiden Händen und ziehen so beide Beine in Richtung Brust. Spüren Sie, wie Ihr großer Gesäßmuskel angenehm gedehnt wird. Wiederholen Sie die Übung anschließend mit der anderen Seite.

Im Stehen: Stellen Sie sich aufrecht mit geschlossenen Beinen hin. Winkeln Sie das rechte Bein an, und legen Sie den Fußknöchel auf das linke Knie. Beugen Sie das linke Bein, und senken Sie gleichzeitig das Gesäß nach hinten unten. Mit dem Oberkörper neigen Sie sich langsam nach vorn, der Rücken bleibt gerade und das Brustbein angehoben. Beugen Sie das Standbein so weit, bis Sie ein Ziehen in der rechten Gesäßhälfte spüren.

Wenn Sie diese Dehnübungen beherzigen und regelmäßig ausführen, dürften Ihnen die nachfolgenden Kräftigungsübungen für die Bein- und Gesäßmuskulatur keinerlei Schwierigkeiten bereiten. Sollten Sie dennoch einen Muskelkater bekommen, lesen Sie sich die Dehnübungen noch einmal durch, und prüfen Sie nach, ob Sie diese auch richtig ausgeführt haben.

Grundregeln vor Trainingsbeginn

Bevor Sie mit den Übungen starten, hier noch einige allgemeine Grundregeln, die bei jedem Training zu beachten sind.

Konzentration: Konzentrieren Sie sich voll und ganz auf die Übungen, die Sie gerade ausführen. Es ist wichtig, dass Sie die Bewegungsabläufe stets richtig trainieren.

Atmung: Atmen Sie während der Übungen stets regelmäßig weiter, halten Sie nicht die Luft an, und vermeiden Sie Pressatmung. Bei der größten Anstrengung sollten Sie ausatmen, bei der Entspannung einatmen.

Ausführung: Wenn Sie die Übungen ausführen, bewegen Sie sich ruhig und ohne Schwung. Nutzen Sie immer den gesamten Bewegungsbereich von Muskeln und Gelenken, damit die Muskulatur gleichmäßig beansprucht und nicht überdehnt wird.

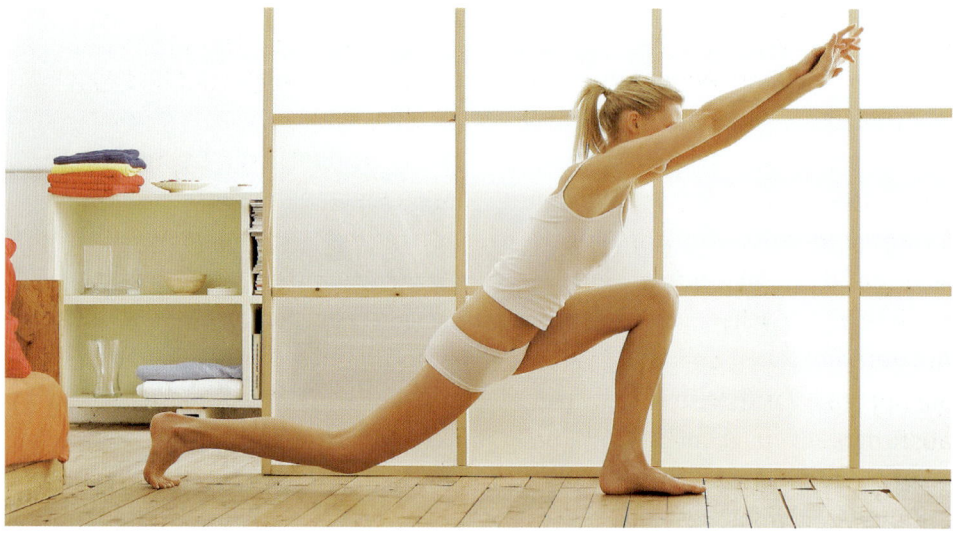

Die richtige Ausrüstung

Für das Bein- und Potraining benötigen Sie keine teure Ausrüstung oder ein spezielles Outfit. Üben Sie in bequemer Kleidung. Hose und Shirt sollten locker sein und Sie nicht beengen, gleichzeitig aber so gut sitzen, dass Sie Ihre Haltung während der Übungen immer problemlos überprüfen können. Das Training können Sie barfuß oder in Socken absolvieren, wichtig ist nur, dass Sie nicht frieren.

Regelmäßigkeit: Wiederholen Sie das 5-Minuten-Training regelmäßig, am besten mehrmals in der Woche. Nur so lassen sich Erfolge erzielen.

Schmerzen: Treten während des Trainings Schmerzen auf, sollten Sie mit der Übung aufhören und kontrollieren, ob Sie diese auch richtig ausgeführt haben. Wenn die Schmerzen anhalten, sprechen Sie am besten mit Ihrem Arzt.

Muskelermüdung: Spüren Sie ein brennendes Gefühl in den Muskeln, dann ist dies ein Anzeichen von Muskelermüdung. Nach Auftreten dieses Brennens können Sie noch mehrere Wiederholungen ausführen. Danach sollten Sie eine kurze Pause einlegen, bis das Brennen nachlässt.

Aufwärmen: Vor jeder Trainingseinheit sollten Sie die Muskeln mit einigen lockeren Übungen aufwärmen. Joggen Sie z. B. auf der Stelle, und lassen Sie die angewinkelten Arme dabei leicht vor- und zurückschwingen. Sie können Ihre Muskeln aber auch durch leichte Stretchingübungen auf das Training vorbereiten.

Abkühlen: Lassen Sie das Training langsam ausklingen. Gehen Sie z. B. auf der Stelle, und lassen Sie die Arme schwingen. Führen Sie sie dann mit einem tiefen Atemzug über den Kopf, atmen Sie aus, und lassen Sie sie dabei wieder sinken. Diese Übung können Sie mehrmals wiederholen. Anschließend dehnen Sie alle Muskeln, die Sie beansprucht haben.

ÜBUNGEN

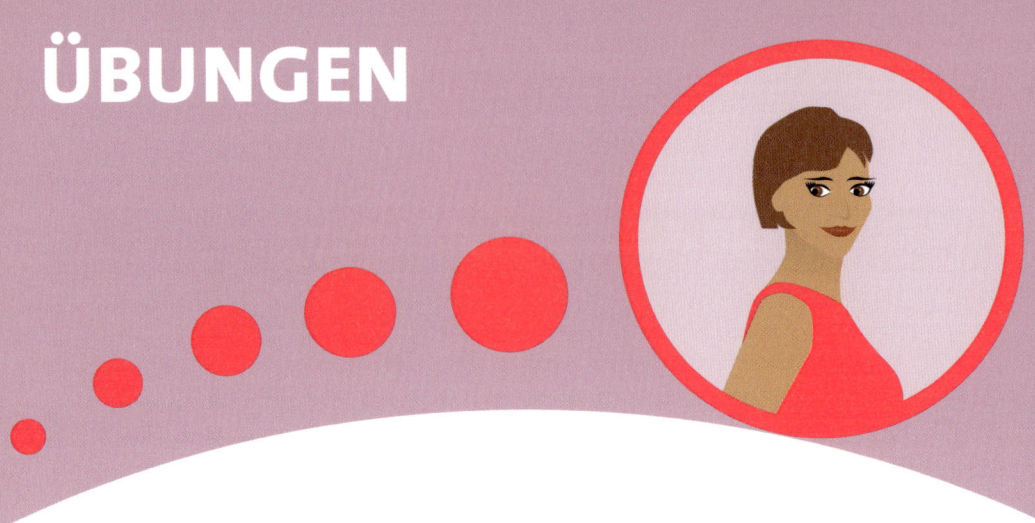

Werden Sie aktiv!

Mit den nachfolgenden Übungen können Sie Ihre Beine und Ihren Po wirkungsvoll und gezielt formen. Die Übungseinheiten sind so zusammengestellt, dass sie sowohl für Anfänger als auch für Fortgeschrittene geeignet sind. Sie sind einfach, aber sehr wirkungsvoll, und erfordern keinerlei Aufwand. Sie können diese Übungen sogar zu Hause im Wohnzimmer ausführen, teure Fitnessgeräte sind nicht nötig.
Zu Beginn sollten Sie sich eine Übungseinheit nach der anderen vornehmen und diese ausprobieren. So können Sie sicher sein, dass alle „Problemzonen" an Beinen und Po bearbeitet und die entsprechenden Muskeln gekräftigt werden. Wenn sich nach einer Weile einige der Übungen als für Sie besonders geeignet und effektiv herausstellen, können Sie diese natürlich auch nach eigener Wahl mischen. Wichtig ist dabei nur, dass Sie das 5-Minuten-Training ab sofort in Ihren Alltag einbauen und sich an zwei oder drei Tagen der Woche Zeit dafür neh-

1 Einheit = 5 Minuten

Die folgenden 15 Übungseinheiten bestehen aus jeweils zwei Übungen, für die Sie zusammen nur 5 Minuten benötigen! Diesen minimalen Zeitaufwand können Sie leicht in Ihren Alltag einbauen.

men. Sie können natürlich auch die beiliegende CD als Ihren ganz persönlichen Fitnesstrainer nutzen. Damit Sie auch als Anfänger ohne Probleme trainieren können, denken Sie stets an das Aufwärmen am Anfang der Übungen und das Dehnen am Ende (siehe Seite 10 ff.).

So wird's intensiver

Wenn Sie die Übungen beherrschen und sie nun etwas intensivieren möchten, können Sie auch zusätzlich Sportgeräte einsetzen, die in den Übungseinheiten erwähnt werden: Kurzhanteln, ein Theraband® (ein spezielles Gummiband das in verschiedenen Stärken angeboten wird) oder auch Gewichtsmanschetten für Hand- und Fußgelenke. Sollten Sie durch die 5-Minuten-Tipps auf den Geschmack gekommen sein, lohnt es sich in jedem Fall, diese kleinen und handlichen Geräte für zu Hause anzuschaffen. Bis dahin können Sie sich mit einigen Alltagsgegenständen behelfen, die in den Übungen ebenfalls beschrieben werden: Wasserflaschen, Aktenordner oder Kissen ... Wie gesagt: Der Aufwand der 5-Minuten-Gymnastik für Beine und Po ist minimal. Sie benötigen eigentlich nur eins: den Willen, anzufangen!

Lust auf mehr?

Freuen Sie sich auf erste Erfolge, denn schon bald nachdem Sie die Übungen zum ersten Mal ausprobiert haben, werden Sie die positive Wirkung auf Ihre Muskulatur spüren. Träumen Sie nun ruhig von einem Luxuskörper – Sie sind auf dem besten Weg dahin!
Und wenn Sie merken, wie gut Ihnen schon ein 5-Minuten-Training tut, vielleicht bekommen Sie dann auch Lust auf mehr!

Schönheit von innen

Die Übung „Vierfüßlerstand" trainiert intensiv die Gesäßmuskulatur. Aufbau und Bewegungsablauf sind einfach, aber effektiv. Die Übung „Squats" ist doppelt effektiv, denn hierbei werden gleichzeitig Oberschenkel- und Pomuskulatur trainiert.

Vierfüßlerstand

Übungsablauf

- Gehen Sie in den Vierfüßlerstand: Knien Sie sich dafür auf den Boden, die Hände sind unterhalb der Schultern aufgestellt. Beugen Sie dabei die Ellenbogen leicht an. Die Knie berühren sich, Oberschenkel und Rumpf bilden einen 90-Grad-Winkel.
- Strecken Sie nun das rechte Bein nach hinten, und winkeln Sie den Unterschenkel um 90 Grad an, sodass die Fußsohle nach oben zeigt.
- Heben Sie das angewinkelte Bein langsam an, bis sich Knie und Po auf einer Linie befinden. Spannen Sie dabei die Rumpfmuskulatur an, halten Sie den Rücken gerade.
- Spannen Sie nun auch die Gesäßmuskulatur an, und senken Sie das Bein wieder, ohne es auf dem Boden abzulegen. Wiederholen Sie diese Bewegung langsam 15-mal.
- Legen Sie eine kurze Pause ein. Setzen Sie sich dabei auf die Fersen, während Ihre Arme lang nach vorn ausgestreckt auf dem Boden liegen bleiben.
- Kommen Sie wieder in den Vierfüßlerstand, und führen Sie die Übung mit dem anderen Bein aus.
- Wiederholen Sie die Übung in einem weiteren Satz 15-mal pro Bein.

Variation

Stützen Sie sich beim Vierfüßlerstand nicht auf die Handflächen, sondern

---

Sensible Knie

Benutzen Sie eine Matte, oder legen Sie sich ein weiches Handtuch unter, um Ihre Knie zu schonen.

Übungseinheit 1: Schönheit von innen

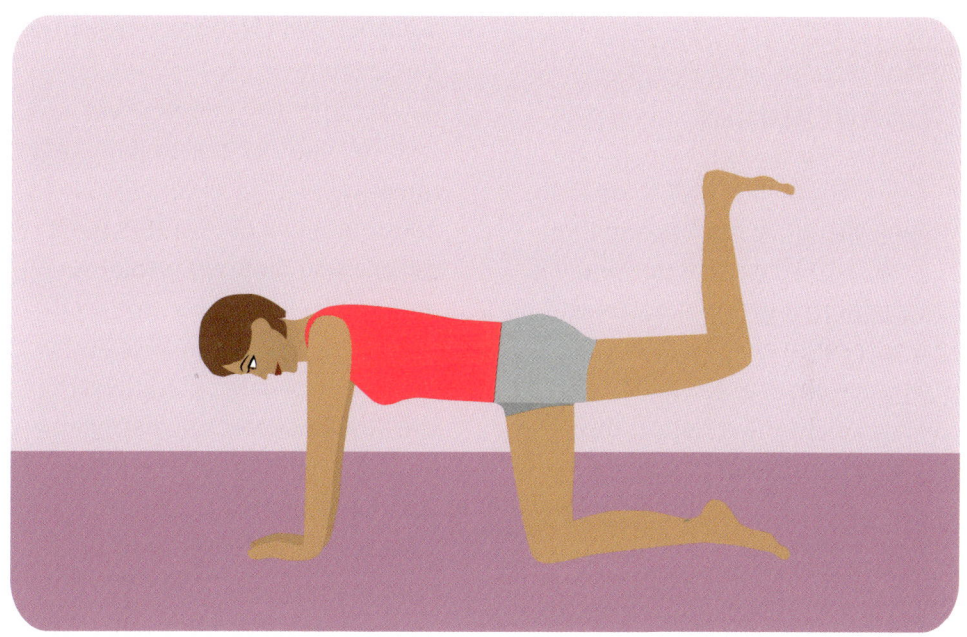

legen Sie die Unterarme auf dem Boden ab.

Hilfsmittel

Klemmen Sie sich einen Ball oder eine Hantel in die angewinkelte Kniekehle. Sie werden merken, dass Sie nun noch mehr Muskelkraft und Koordination für diese Übung benötigen. Oder benutzen Sie Gewichte an den Fußgelenken; heben und senken Sie das Bein in schnellerem Rhythmus, um die Übung zu intensivieren.

Aufgepasst

Achten Sie darauf, dass Ihr Rücken bei dieser Übung gerade bleibt. Vermeiden Sie ein Hohlkreuz, indem Sie das angewinkelte Bein nur so weit anheben, bis es mit Po, Rücken und Schultern eine Linie bildet.
Die Ellenbogen sollten beim Vierfüßlerstand immer leicht gebeugt sein, um sie zu entlasten.
Achten Sie bei dieser Übung stets darauf, dass Sie durchgängig die Körperspannung halten.

Squats

Übungsablauf

- Nehmen Sie eine aufrechte Stellung ein, die Beine sind weit gegrätscht. Die Fußspitzen sind leicht nach außen gedreht, auch die Knie sind seitlich ausgerichtet.
- Stützen Sie Ihre Arme locker in die Hüfte. Achten Sie darauf, dass die Fingerspitzen nach hinten zeigen, die Schultern sind auf diese Weise breit geöffnet.
- Spannen Sie nun den Po fest an, und ziehen Sie gleichzeitig den Bauchnabel nach innen. Rumpf- und Pomuskulatur sind jetzt angespannt.
- Halten Sie den Oberkörper ganz gerade und die Schultern gesenkt, achten Sie darauf, dass diese entspannt sind.
- In dieser Haltung beugen Sie nun die Knie und strecken diese dann wieder.
- Achten Sie immer darauf, dass die Knie nicht über die Fußspitzen hinausgehen. Halten Sie die Schultern weiterhin tief und den Oberkörper gerade. Stellen Sie sich vor, Sie würden an einem unsichtbaren Band mal nach unten, mal nach oben gezogen.
- Wiederholen Sie die „Squats" langsam und bewusst 10-mal.
- Führen Sie insgesamt 3 Durchgänge dieser Übung aus. Achten Sie dabei immer auf Ihre Atmung: Senken Sie beim Ausatmen den Po. Wenn Sie sich wieder aufrichten, atmen Sie langsam ein, pressen die Fußsohlen in den Boden und ziehen die Oberschenkel kraftvoll nach innen.

Variation

Wipp-Squats: Gehen Sie in der vorher beschriebenen Haltung nach unten, machen Sie also einen „Squat". Bleiben Sie in der Position, in der Ober- und Unterschenkel etwa einen 90-Grad-Winkel bilden, und wippen Sie 10-mal leicht auf und ab. Die Wippbewegung sollte klein sein und nur wenige Zentimeter ausmachen. Richten Sie sich anschließend auf, und lockern Sie Ihre Beine. Führen Sie von dieser Übung 3 Sätze aus.

Zehenspitzen-Squats: Gehen Sie mit dem Po nach unten, bis Ober- und Unterschenkel einen 90-Grad-Winkel bilden. Ziehen Sie nun gleichzeitig die Fersen beider Füße nach oben, und stehen Sie kurz auf den Zehenspitzen. Senken Sie die Fersen wieder ab. Wiederholen Sie diese Bewegung 10-mal. Hierbei trainieren Sie gleichzeitig auch noch die Wadenmuskulatur. Führen Sie insgesamt 3 Sätze aus.

Hilfsmittel

Die Wirkung der „Squats" können Sie mit Hanteln verstärken. Nehmen Sie in jede Hand eine Hantel, und legen Sie diese, während Sie die Übung ausführen, auf den Oberschenkeln ab. Wenn Sie keine Hanteln besitzen, können Sie natürlich auch gefüllte Wasserflaschen verwenden.

Aufgepasst

Bei den „Squats" ist es wichtig, dass der Oberkörper gerade bleibt, wenn Sie den Po Richtung Boden absenken. Sie sollten den Oberkörper auf keinen Fall nach vorn beugen oder den Po nach hinten herausstrecken.

Anti-Muskelkater

Mit der Übung „Squats" werden besonders die Oberschenkel trainiert. Je tiefer Sie nach unten gehen, desto intensiver wird diese Muskulatur beansprucht.
Lockern und dehnen Sie Ihre Beine nach dieser Übung deshalb immer ausgiebig – damit beugen Sie effektiv einem Muskelkater vor.

Kraft & Beweglichkeit

Die folgenden beiden Übungen zielen hauptsächlich auf die Kräftigung der Oberschenkel ab, trainieren aber gleichzeitig auch die Po- und die Rumpfmuskulatur. Die Übung „Beinschere" ist speziell für die Kräftigung der äußeren Oberschenkelmuskulatur gedacht und stärkt dabei gleichzeitig die seitliche Rumpfmuskulatur. Mit dem „Ausfallschritt" trainieren Sie die Vorderseite der Oberschenkel und die gesamte Pomuskulatur.

Beinschere

Übungsablauf

- Legen Sie sich in Seitenlage auf eine bequeme Unterlage, z. B. auf eine Isomatte. Der Arm ist nach oben ausgestreckt, Ihr Kopf ruht auf diesem.
- Obere Schulter, Hüfte und Fußknöchel bilden eine gerade Linie.
- Stützen Sie den oberen Arm vor dem Brustkorb ab, winkeln Sie das untere Bein leicht an.
- Nun wird das gestreckte obere Bein langsam gehoben und wieder gesenkt, aber nicht abgelegt. Die Fußspitze ist dabei angezogen.

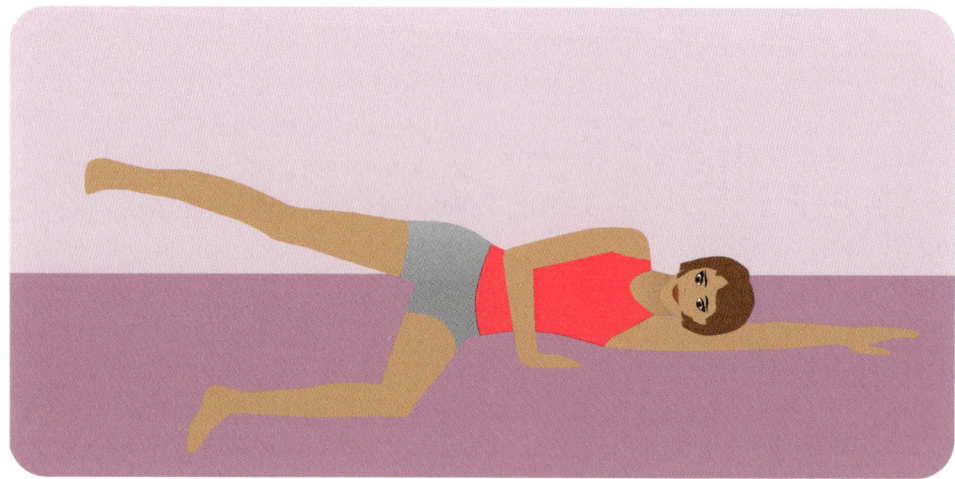

Übungseinheit 2: Kraft & Beweglichkeit

> ### Brennen und Ziehen
> Die Pomuskulatur wird im Alltag meist nicht sehr stark beansprucht. Deshalb kann es bei einigen intensiven Übungen für das Gesäß zu einem leichten Ziehen kommen. Legen Sie dann eine Pause ein, und dehnen Sie die Po- und die hintere Oberschenkelmuskulatur.

- Heben Sie das Bein 15-mal, und wechseln Sie die Seite. Wiederholen Sie einen weiteren Satz.

Variation

Begeben Sie sich in die seitliche Position. Stützen Sie den Kopf in Ihre Hand. Heben Sie das obere Bein gestreckt an. Anstatt es zu heben und zu senken, ziehen Sie es langsam nach vorn in Richtung Oberkörper, und bewegen es zurück in die Ausgangsposition. Führen Sie diese Übung pro Bein in 2 Sätzen 15-mal aus. Das obere Bein bleibt die gesamte Zeit über in der Luft und wird erst am Ende der Übung wieder auf dem unteren Bein abgelegt.

Hilfsmittel

Um die Wirkung der „Beinschere" zu verstärken, können Sie ein Gummiband zwischen Ihre Fußknöchel spannen und gegen den nun auftretenden Widerstand arbeiten. Gewichtsmanschetten am oberen Bein haben eine ähnlich verstärkende Wirkung.

Aufgepasst

Achten Sie bei der „Beinschere" darauf, dass die Hüftknochen immer senkrecht übereinander bleiben, Sie also nicht nach vorn oder nach hinten kippen.
Bei der Übung kann sich ein leichtes Ziehen in der Pomuskulatur einstellen. Solange es nicht schmerzhaft ist, klopfen Sie zum Schluss die beanspruchte Muskulatur leicht mit der Hand, damit sich diese lockert. Sollte die Muskulatur stark brennen, führen Sie zu Beginn einen Satz mit nur 10 Wiederholungen aus.

Ausfallschritt

Übungsablauf

- Begeben Sie sich in eine aufrechte Position. Achten Sie auf einen rutschfesten Untergrund und ausreichend Platz um Sie herum.
- Führen Sie nun ein Bein mit einem großen Schritt nach hinten. Sie stehen nur auf dem Ballen des hinteren Fußes, die Ferse bleibt in der Luft.
- Das vordere Bein sollte nicht durchgestreckt, sondern das Knie leicht gebeugt sein, sodass es nicht über die Zehenspitzen hinausreicht. Achten Sie darauf auch während der Bewegung.
- Der Oberkörper ist in dieser Position gerade aufgerichtet, die Schultern sind tief, der Bauchnabel eingezogen.
- Legen Sie die Hände auf die Hüfte, die Fingerspitzen zeigen nach vorn. Achten Sie darauf, dass die Schultern geöffnet sind und hinten bleiben.
- Nun bewegen Sie den Oberkörper senkrecht nach unten, die Beine werden dabei weiter gebeugt. Unter- und Oberschenkel des vorderen Beines sollten in der Endposition einen 90-Grad-Winkel bilden. Das hintere Bein wird so weit abgesenkt, bis sich das Knie nur noch wenige Zentimeter über dem Boden befindet.
- Strecken Sie nun die Beine wieder, und kehren Sie in die Ausgangsposition zurück.
- Atmen Sie ein, wenn Sie das Bein nach vorn in den Ausfallschritt bewegen, und atmen Sie wieder aus,

Fitness im Alltag

Der „Ausfallschritt" ist eine ebenso einfache wie effektive Übung, die man leicht überall ausführen kann: im Büro, zu Hause oder sogar beim Spazierengehen. Eine spezielle Vorbereitung ist nicht nötig.
Möchte man die Variationsübung mit Hilfsmitteln trainieren, kann man statt der Kurzhanteln das verwenden, was gerade greifbar ist: Wasserflaschen, Aktenordner oder Einkaufstüten.

Übungseinheit 2: Kraft & Beweglichkeit

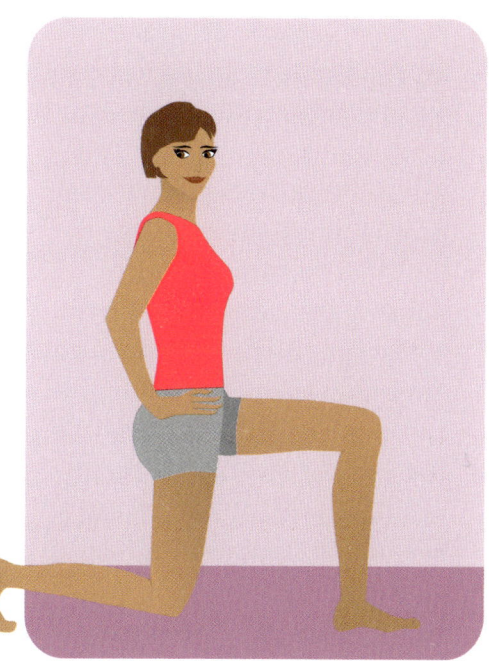

gleichzeitig mit dieser Vorwärtsbewegung die Unterarme an. Auf diese Weise trainieren Sie neben den Gesäßmuskeln gleichzeitig auch die Muskeln der Arme. Oder Sie trainieren zusätzlich die Schultermuskulatur, indem Sie die gestreckten Arme mit den Hanteln seitlich neben dem Körper anheben.
Sollten Sie keine Kurzhanteln besitzen, können Sie für die Variation auch gefüllte Wasserflaschen verwenden.

Aufgepasst

Diese Übung ist sehr intensiv. Lockern Sie deshalb nach jedem Wechsel die Beine.
Achten Sie darauf, dass der Oberkörper gerade bleibt, während Sie den Po nach unten absenken. Stellen Sie sich auch hier vor, Sie würden an einem unsichtbaren Faden, der an Ihrem Kopf befestigt ist, wie eine Marionette nach unten und nach oben gezogen.
Die Schultern sollten locker und nach unten gedrückt sein. Spannen Sie auf keinen Fall den Schulter- und Nackenbereich an, da dies zu Verkrampfungen führen kann.

wenn Sie es in die Mitte zurückführen. Führen Sie 2 bis 3 Sätze der Übung mit je 10 Wiederholungen für beide Beine aus.

Hilfsmittel

Stellen Sie sich aufrecht vor einer niedrigen Bank oder Treppenstufe auf. Nehmen Sie in jede Hand eine Kurzhantel. Führen Sie nun den Ausfallschritt nach vorn aus, und treten Sie dabei mit dem vorderen Bein auf die Bank/Treppenstufe. Winkeln Sie

Lift it up

Die Übung „Becken-Lift" dient der Kräftigung der Gesäß- und hinteren Beinmuskulatur. Gleichzeitig wird auch die Rückenmuskulatur trainiert. Mit dem „Hinteren Bein-Lift" beanspruchen Sie besonders die Po- und die Oberschenkelmuskulatur. Die Übung ist besonders gut für Fortgeschrittene geeignet.

Becken-Lift

Übungsablauf

- Legen Sie sich in Rückenlage auf einen weichen Untergrund.
- Winkeln Sie beide Beine an, spannen Sie gleichzeitig das Becken und den unteren Rücken fest an. Die Fußsohlen werden auf den Boden gepresst, die Schulterblätter liegen fest auf der Unterlage auf.
- Legen Sie Ihre Arme mit den Handflächen nach unten locker neben den Körper. Sie können die Arme aber auch in U-Haltung neben Ihrem Kopf positionieren.
- Spannen Sie nun den Körper an, und heben Sie das Becken, sodass Rumpf und Oberschenkel eine gerade Linie bilden. Atmen Sie während der Hebebewegung langsam aus.
- Halten Sie das Becken in dieser Lift-Position einige Sekunden, spannen Sie die Pomuskulatur fest an. Senken Sie das Becken dann wieder langsam Richtung Boden, und atmen Sie aus.
- Achten Sie darauf, dass Sie den Po unten nicht aufsetzen, sondern einige Zentimeter über dem Boden halten, ehe Sie wieder in den „Becken-Lift" gehen. Heben Sie das Becken 10-mal.
- Führen Sie insgesamt 3 Sätze mit je 10 Wiederholungen aus.

> **Effektives für den Po**
>
> Die Übung „Becken-Lift" ist für Anfänger wie auch für Könner geeignet. Bauen Sie diese deshalb regelmäßig in Ihr Übungsprogramm ein, sie rundet Ihr Training für den Po effektiv ab.

Übungseinheit 3: Lift it up

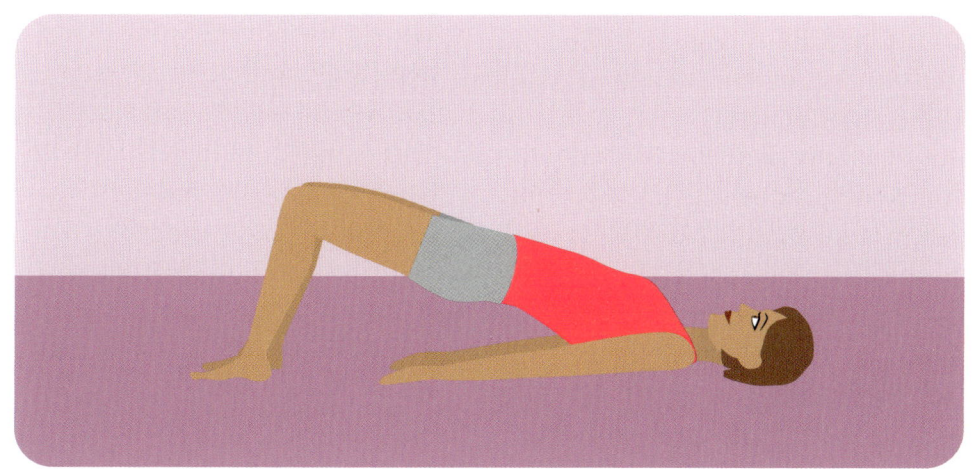

Variation

Wenn Sie die Übung anspruchsvoller gestalten wollen, können Sie folgende Variante ausprobieren: Wenn Sie das Becken angehoben haben und im „Becken-Lift" sind, pressen Sie die Schulterblätter fest auf den Boden, um einen guten und sicheren Stand zu bekommen. Strecken Sie dann langsam abwechselnd das linke und das rechte Bein in die Luft. Verharren Sie jeweils einige Sekunden in der Position mit gehobenem Bein. Achten Sie darauf, das Becken während der gesamten Übung gerade zu halten und es nicht seitwärts nach außen zu drehen.

Hilfsmittel

Mithilfe eines Handtuchs werden bei der Übung „Becken-Lift" gleichzeitig noch die Oberschenkelinnenseiten trainiert. Gehen Sie dafür in die Ausgangsposition, und klemmen Sie sich ein Handtuch zwischen die Knie. Beim Heben in den „Becken-Lift" pressen Sie die Knie fest zusammen, damit das Handtuch nicht herunterfällt.

Aufgepasst

Wenn Sie während des „Becken-Lifts" ein Kribbeln in den Beinen verspüren, legen Sie eine Pause ein.

Hinterer Bein-Lift

Übungsablauf

- Legen Sie sich auf den Bauch, die Stirn ruht auf Ihren Händen.
- Strecken Sie die Beine gerade nach hinten aus.
- Ziehen Sie das Kinn leicht in Richtung Brustbein, sodass die Rückseite Ihres Halses gestreckt ist. Die Schulterblätter liegen flach am Rücken an; ziehen Sie sie mit einer Minimalbewegung sanft in Richtung Taille.
- Strecken Sie nun bewusst die Wirbelsäule, atmen Sie dabei langsam ein. Strecken Sie beim anschließenden Ausatmen das rechte Bein so stark, dass es sanft vom Boden abgehoben wird.
- Spannen Sie Po und Oberschenkel an, und heben Sie dadurch das Bein noch ein kleines bisschen höher an; der Oberschenkel befindet sich ein paar Zentimeter über dem Boden. Das Becken und der untere Rücken bleiben ruhig liegen und verändern ihre Position nicht.
- Atmen Sie nun wieder ein, und senken Sie dabei das angehobene Bein langsam wieder ab.
- Führen Sie eine Übungssequenz mit 15 Wiederholungen aus, und wechseln Sie dann zum linken Bein.
- Führen Sie insgesamt 3 Sätze zu je 15 Hebungen mit jedem Bein aus.

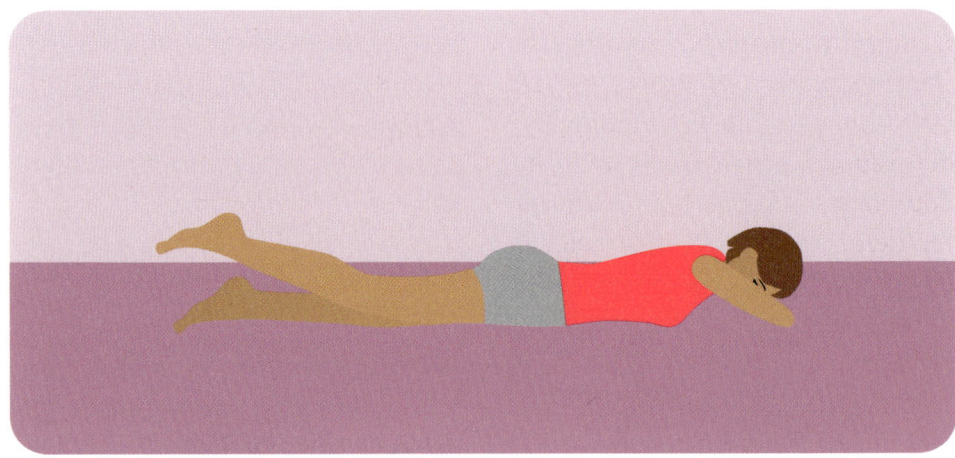

Variation

Bein-Lift im Stand: Dies ist eine Variante, die die Pomuskulatur auch trainiert, sie aber etwas weniger beansprucht als im Liegen. Nehmen Sie eine aufrechte Position ein, die Beine sind etwa in Schulterbreite aufgestellt. Halten Sie sich mit beiden Händen an der Ihnen zugewandten Rückenlehne eines Stuhls fest. Straffen Sie Ihren Körper, strecken Sie Hals und Wirbelsäule, und bewegen Sie mit dem Ausatmen ein Bein nach hinten. Verharren Sie kurz in dieser Position, und ziehen Sie das gestreckte Bein noch ein kleines Stück höher. Atmen Sie dann ein, und senken Sie gleichzeitig das Bein wieder Richtung Boden. Wiederholen Sie auch diese Übung in 3 Sätzen je 15-mal pro Bein.

Bein-Lift angewinkelt: Legen Sie sich wie bei der Grundübung auf den Bauch. Winkeln Sie die Arme in Kopfhöhe an, sodass Ihre Hände unter Ihrem Gesicht liegen, die Ellenbogen nach außen zeigen. Heben Sie den Kopf an, schauen Sie aber in Richtung Boden. Ein Bein liegt leicht seitlich angewinkelt am Boden. Heben Sie nun das andere Bein so weit nach hinten hoch, wie Sie es schaffen. Der untere Rücken und das Becken bleiben am Boden. Trainieren Sie jedes Bein in 3 Sätzen 15-Mal.

Hilfsmittel

Wenn Sie die Intensität der Übung verstärken möchten, können Sie Gewichtsmanschetten benutzen, die Sie an Ihren Fußknöcheln anbringen.

Aufgepasst

Bei dieser Übung wird die Pomuskulatur sehr intensiv beansprucht. Sie sollten beim Heben des Beins Ihre Muskeln zwar deutlich spüren, jedoch keinen Schmerz empfinden. Falls die Muskeln anfangen zu brennen, legen Sie eine kleine Pause ein.

> **Langsam und intensiv**
>
> Je langsamer Sie die Übung ausführen, desto intensiver wirkt sie auf die Muskulatur.

Body-Balance

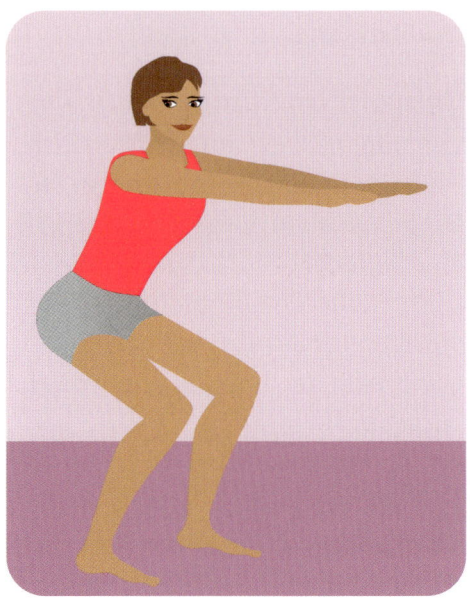

Beginnen Sie in diesem Übungsabschnitt mit der klassischen „Kniebeuge", einer Übung, die ebenso einfach wie effektiv für den großen Gesäßmuskel und für die Oberschenkelvorderseite ist. Die Variante der „Kniebeuge" wird mit einem Gummiband ausgeführt.
Die Übung „Seitlicher Unterarmstütz" ist etwas schwieriger und sehr intensiv. Sie trainiert neben der Po- außerdem die gesamte Beinmuskulatur und fördert neben der Balance auch die Koordination.

Kniebeuge

Übungsablauf

- Nehmen Sie eine aufrechte Position ein, die Füße sind etwas mehr als schulterbreit geöffnet, die Arme sind am Oberkörper angewinkelt. Die Zehen zeigen leicht nach außen, sodass Sie einen festen und sicheren Stand haben.
- Beugen Sie nun langsam und gleichzeitig die Knie. In dieser Bewegung führen Sie beide Arme parallel zueinander nach vorn, Ihr Rücken bleibt gerade. Schauen Sie nach vorn, dies unterstützt die aufrechte Körperhaltung. Senken Sie dabei den Po gerade nach unten, als ob Sie sich auf einen Stuhl setzen würden.
- Führen Sie den Oberkörper dann wieder nach oben in die Senkrechte, atmen Sie gleichzeitig ein.
- Die „Kniebeuge" sollten Sie in 3 Sätzen je 15-mal ausführen. Legen Sie dazwischen jeweils eine kurze Pause ein.

Variation

Kniebeuge rechter Winkel:
Gehen Sie bei der „Kniebeuge" so tief, dass Ober- und Unterschenkel etwa einen 90-Grad-Winkel bilden.

Kniebeuge kleiner Winkel: In der anspruchsvolleren Variante senken Sie Oberkörper und Po weiter Richtung Boden ab, sodass der Winkel zwischen Ober- und Unterschenkel kleiner wird.

Wandpresse: Stellen Sie sich mit dem Rücken an eine Wand. Rutschen Sie nun mit Po und Oberkörper so weit nach unten, bis Oberschenkel und Rumpf sowie Unter- und Oberschenkel, jeweils einen 90-Grad-Winkel bilden. Legen Sie die Hände locker auf die Oberschenkel, und verharren Sie in dieser hockenden Position. Versuchen Sie anfangs, etwa 30 Sekunden in dieser Haltung zu bleiben. Lockern Sie dann die Beinmuskulatur aus. Nach und nach können Sie die Verweildauer stetig steigern.

Hilfsmittel

Bei dieser Übungsvariante trainieren Sie mithilfe eines Gummibandes zusätzlich Ihre Armmuskulatur. Außerdem wird die Beanspruchung der Oberschenkel- und Gesäßmuskulatur intensiviert.

Stellen Sie sich aufrecht hin. Nehmen Sie ein Gummiband, und stellen Sie sich mit beiden Füßen hüftbreit auf dessen Mitte. Umfassen Sie die Enden mit den Händen. Halten Sie diese dann etwa in Hüfthöhe, die Oberarme liegen eng am Körper. Das Gummiband sollte immer leicht gespannt sein. Ist es zu schlaff, wickeln Sie es noch weiter um Ihre Hand. Führen Sie nun die „Kniebeugen" aus, gleichzeitig ziehen die Unterarme nach oben. Wiederholen Sie 3 Sätze mit je 15 Kniebeugen.

Aufgepasst

Ihr Rücken sollte bei der „Kniebeuge" immer gestreckt sein. Vermeiden Sie also einen Rundrücken, damit Ihre Bandscheiben nicht belastet werden.

Achten Sie vor allem bei der „Kniebeuge kleiner Winkel" darauf, dass Sie Ihr Becken nicht nach hinten aufrichten und so die Lendenwirbelsäule unnatürlich krümmen.

Seitlicher Unterarmstütz

Übungsablauf

- Legen Sie sich zunächst auf die linke Seite, die Beine und die Hüftknochen liegen übereinander. Der obere Arm liegt auf der Hüfte, die Füße sind angezogen.
- Stützen Sie sich auf den linken Unterarm, sodass Rumpf und Arm einen 90-Grad-Winkel bilden. Der Ellenbogen befindet sich direkt unter der Schulter. Straffen Sie nun Ihren gesamten Körper, und heben Sie ihn seitlich an, sodass Füße, Beine, Bauch, Rücken und Schultern eine gerade Linie bilden. Während Sie das Becken nach oben bewegen, atmen Sie langsam aus.
- Achten Sie darauf, dass die Beckenknochen immer senkrecht übereinanderliegen, Ihr Becken also nicht nach vorn oder nach hinten kippt.
- Halten Sie diese Position zunächst etwa 15 Sekunden lang; wenn Sie diese Übung schon etwas häufiger ausgeführt haben, werden Sie leicht 20 Sekunden schaffen.

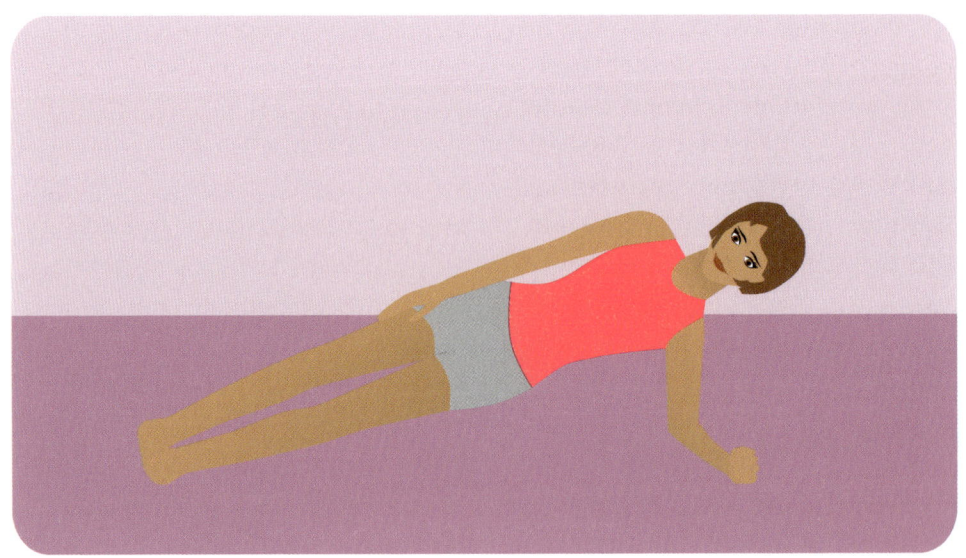

Übungseinheit 4: Body-Balance

- Senken Sie das Becken nun wieder, und atmen Sie dabei ein. Legen Sie den gestreckten Körper auf dem Boden ab.
- Führen Sie insgesamt 3 Sätze aus, wechseln Sie dann die Seite.
- Zwischen den einzelnen Übungen können Sie eine kurze Pause von 10 bis 20 Sekunden einlegen, ehe Sie den Körper erneut straffen und anheben. Wenn Sie geübter sind, können Sie die Pausen verkürzen.

Mehr Balance

Wenn Sie anfangs Schwierigkeiten haben, die Balance zu halten und den „Seitlichen Unterarmstütz" etwas „wackelig" ausführen, können Sie den oberen Arm vor dem Körper abstützen, anstatt ihn auf der Hüfte abzulegen. Dadurch bekommen Sie mehr Standfestigkeit.

Variation

Diese Übung ist für Fortgeschrittene geeignet. Gehen Sie erneut in den Unterarmstütz, straffen Sie den Körper, und heben Sie ihn an. Heben Sie nun das obere Bein an. Der Fuß wird dabei geflext, also angezogen, die Fußspitze zeigt nach unten. Das Becken sollte bei dieser Übung auf seine Maximalhöhe angehoben werden, d. h. so weit, wie Sie persönlich es schaffen. Je höher Sie nun das obere Bein heben, desto intensiver ist die Auswirkung der Übung auf die Po- und Beinmuskulatur. Wer mag, kann außerdem den oberen Arm weit über den Kopf strecken. Wenn Sie diese schwierige Variante ausprobieren, halten Sie die Stellung zunächst 5 Sekunden, und senken Sie dann Bein und Hüfte wieder zum Boden. Nach und nach können Sie die Verweildauer steigern.

Aufgepasst

Der „Seitliche Unterarmstütz" erfordert Koordinationsvermögen und eine gute Balance. Wenn Sie es nicht auf Anhieb schaffen, 20 Sekunden in der Position zu verharren, beginnen Sie mit 10 Sekunden, und steigern Sie sich dann langsam.

Effektivtraining

Die Übung „Treppensteigen" ist ideal für den Alltag, denn man kann sie überall ausführen. Hier werden auf einfache und effektive Art und Weise die Po- sowie die Oberschenkelmuskeln trainiert.
Mit der Übung „Oberschenkelkreisen" trainieren Sie die Pomuskulatur.

Treppensteigen

Übungsablauf

- Stellen Sie sich vor einen Kasten, einen niedrigen Hocker oder einen Treppenabsatz.
- Setzen Sie zunächst den rechten Fuß auf den Kasten. Ziehen Sie dann den linken Fuß nach, und setzen Sie ihn neben den rechten, sodass Sie auf dem Kasten stehen.
- Heben Sie dann das rechte Bein an, sodass Rumpf und Oberschenkel einen 90-Grad-Winkel bilden.
- Stellen Sie nun den rechten Fuß zurück hinter den Kasten, und ziehen Sie das linke Bein nach, sodass Sie wieder vor ihm stehen.
- Wiederholen Sie die Übung nun mit dem linken Bein zuerst.
- Diese Übung sollten Sie 30-mal ausführen und zwar immer abwechselnd, einmal mit dem rechten und einmal mit dem linken Bein zuerst.

Variation

Rauf und runter: Stellen Sie sich vor eine Treppenstufe. Beginnen Sie

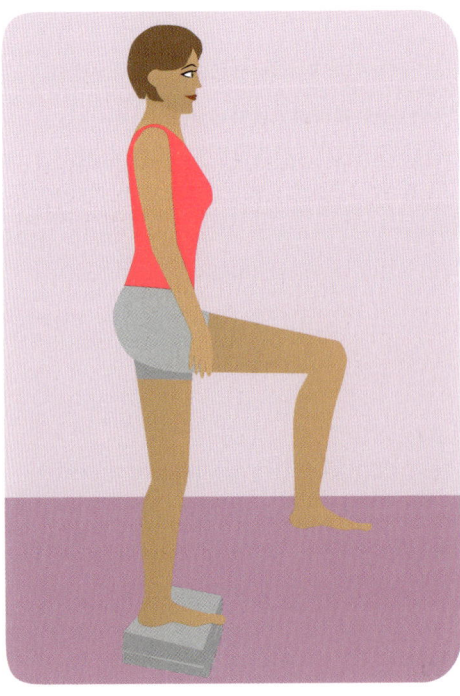

Übungseinheit 5: Effektivtraining

mit dem rechten Fuß, setzen Sie ihn auf die Treppe auf, und ziehen Sie den linken Fuß nach. Setzen Sie nun zuerst den rechten, dann den linken Fuß wieder zurück auf den Boden. Beginnen Sie langsam, und steigern Sie dann das Tempo nach Belieben.

Pendel: Mit einer Treppe als „Sportgerät" können Sie auch folgende Variante ausprobieren: Stellen Sie sich seitlich, also parallel zur Kante der Treppenstufe, auf die Treppe oder – wenn Sie einen besitzen – einen Stepper oder niedrigen Hocker. Wenn Sie möchten, können Sie sich am Treppengeländer oder an der Wand abstützen. Lassen Sie nun ein Bein bewusst vor- und zurückpendeln, d. h. Sie sollten dabei die Muskeln immer anspannen. Diese Übung ist relativ einfach und trainiert trotzdem effektiv Po- und Oberschenkelmuskeln.

Hilfsmittel

Beim „Treppensteigen" können Sie zusätzlich zwei Kurzhanteln benutzen. Halten Sie die Arme eng am Körper, und winkeln Sie die Oberarme gleichzeitig mit dem Treppensteigen an. So wird gleichzeitig der Bizeps trainiert, und Ihre Beinmuskeln werden durch das erhöhte Gewicht etwas stärker beansprucht.

Treppen im Alltag nutzen

Natürlich können Sie diese Übung auch auf ganz simple Art und Weise ausführen, ohne dass es nach Training aussieht: Gehen Sie einfach eine Treppe auf und ab. Gehen Sie 20 Stufen in maximal 30 Sekunden. Wenn Sie diese Übung „Treppensteigen" mit Variationen ein paar Mal ausgeführt haben, sollte Ihr Bewusstsein so geschärft sein, dass Sie auch im Alltag überall Treppen finden, auf denen Sie „trainieren" können: Lassen Sie im Büro doch öfter mal den Fahrstuhl stehen, und laufen Sie stattdessen. Oder überlassen Sie Ihren Mitmenschen die stets überfüllte Rolltreppe in der U-Bahn – während Sie die Treppe bevorzugen und mit Elan an ihnen vorbeiziehen.

Oberschenkelkreisen

Übungsablauf

- Gehen Sie in den Vierfüßlerstand: Knien Sie sich dafür auf den Boden, die Hände sind unterhalb der Schultern aufgestellt, die Beine stehen hüftbreit auseinander, die Knie befinden sich unter den Hüften.
- Hinterkopf und Rücken bilden eine gerade Linie. Strecken Sie die Halswirbelsäule lang, und richten Sie Ihren Blick auf den Boden, heben Sie den Kopf dabei nicht an.
- Heben Sie jetzt das rechte Bein seitlich an, sodass sich der Oberschenkel parallel zum Boden befindet, Ober- und Unterschenkel stehen im rechten Winkel zueinander.
- Schauen Sie auf Ihr rechtes Knie. Beginnen Sie, mit dem Knie im Uhrzeigersinn zu kreisen. Ziehen Sie möglichst große Kreise, und achten Sie darauf, dabei tief in den Bauch zu atmen.
- Kreisen Sie insgesamt 20-mal. Strecken Sie anschließend das Bein seitlich heraus, und schütteln Sie es locker aus.
- Wiederholen Sie die Übung mit dem linken Bein. Führen Sie ins-

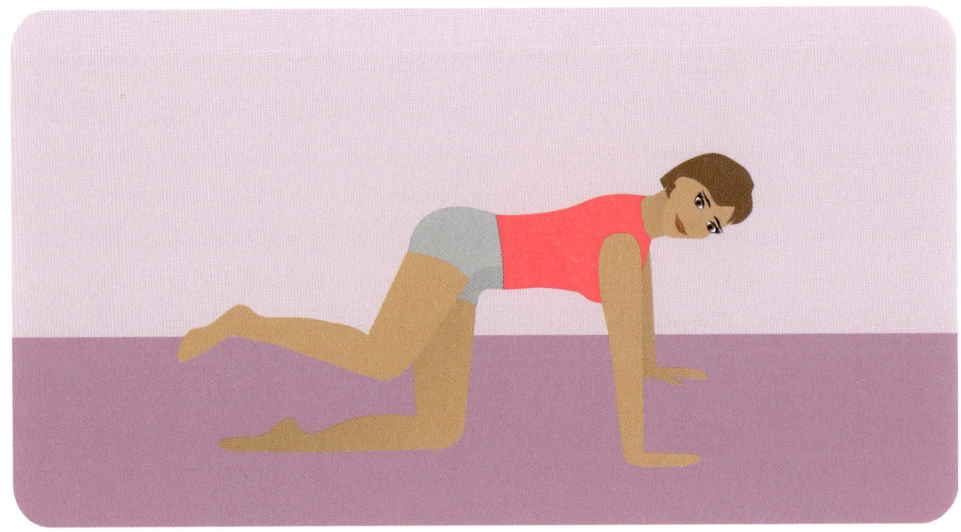

gesamt 2 Sätze mit je 20 Kreisübungen pro Bein aus.

Variation

Eine etwas einfachere Variante des „Oberschenkelkreisens" in der Bankstellung ist das seitliche Beinheben. Gehen Sie dazu wieder in den Vierfüßlerstand, die Hände sind etwa schulterbreit, die Beine etwa hüftbreit aufgestellt. Heben Sie nun ein Bein seitlich an, sodass Ihr Oberschenkel parallel zum Boden ist. Senken Sie dann das Bein wieder Richtung Boden in die Ausgangsposition, setzen Sie es aber nicht auf, sondern wiederholen Sie den Bewegungsablauf 15-mal pro Seite. Nach einer Pause führen Sie einen weiteren Satz aus.

Hilfsmittel

Sollte Ihnen die Übung nach einer Weile zu leicht erscheinen, können Sie die Trainingsintensität steigern, indem Sie ein Gummiband zwischen Ihre Knöchel spannen. Dabei sind Körperkontrolle und Balance gefragt. Probieren Sie also ruhig ein wenig aus, in welcher Position Sie den besten Stand haben und bei der Übung nicht zur Seite kippen.

Entspannung für den Po

Sollten Sie das Gefühl haben, Ihre Pomuskulatur zu stark beansprucht zu haben, nutzen Sie die Pause:
Senken Sie den Po auf die Fersen, und legen Sie den Oberkörper auf dem Boden ab, Ihre Arme sind lang über dem Kopf ausgestreckt. Verharren Sie einen Moment in dieser Position, und spüren Sie, wie sich die Pomuskulatur wieder entspannt.

Aufgepasst

Diese Übung ist optimal, um die Pomuskeln richtig auf Touren zu bringen. Wenn Sie Anfänger sind, lassen Sie es ruhig angehen: Sollten Sie ein starkes Brennen im Gesäß spüren, legen Sie ruhig eine Pause ein, oder reduzieren Sie die Anzahl der Wiederholungen.

Fit in Form

Für die Übung „Einbeiniger Stand" brauchen Sie einen sicheren Stand, Körperbeherrschung und eine gute Balance. Trainiert werden speziell die Gesäß- und die Oberschenkelmuskulatur.
Die Übung „Kobra verkehrt" ist optimal, um Po und Beine effektiv zu formen. Sie ist sehr anspruchsvoll, aber es lohnt sich, diese Übung regelmäßig in das Trainingsprogramm einzubauen.

Einbeiniger Stand

Übungsablauf

- Stellen Sie sich aufrecht hin, die Beine stehen eng nebeneinander.
- Heben Sie nun Ihr rechtes Bein nach vorn an, sodass Ober- und Unterschenkel sowie Rumpf und Oberschenkel einen rechten Winkel bilden.
- Beginnen Sie, mit dem Knie zu kreisen, indem Sie Ihren Oberschenkel nach außen drehen, dann in einem Bogen nach unten vorn senken, nach links in die Mitte und schließlich in die Ausgangsposition zurückführen.
- Wiederholen Sie diese Bewegung noch einmal langsam, um sich an den Ablauf zu gewöhnen.
- Versuchen Sie im Anschluss, die gesamte Übung flüssig auszuführen und den Oberschenkel so zu bewegen, dass Ihr Knie einen Kreis beschreibt. Kreisen Sie 10-mal, ohne das Bein abzusetzen. Stellen Sie

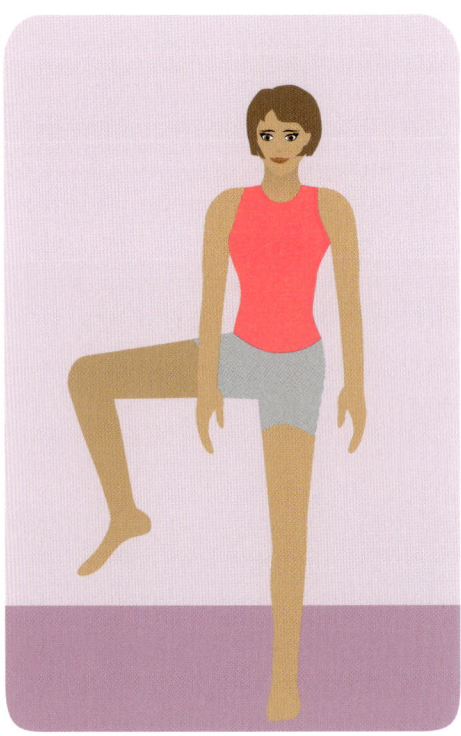

Übungseinheit 6: Fit in Form

dann das Bein ab, und kreisen Sie mit dem linken Knie 10-mal.
- Lassen Sie Ihre Hände seitwärts neben dem Körper baumeln.
- Wenn Sie Schwierigkeiten haben, die Balance zu halten, können Sie sich auch mit einer Hand an der Wand oder auf einem Stuhl abstützen.
- Führen Sie 3 Sätze mit je 10 Wiederholungen pro Bein aus.

Variation

Eine Variante im Bewegungsablauf ist der Beinheber im Stand. Begeben Sie sich in eine aufrechte Position, die Arme sind in die Hüfte gestützt. Heben Sie nun ein Bein an, Ober- und Unterschenkel bilden einen Winkel von 90 Grad. Führen Sie das Bein Richtung Körper, senken Sie es dann ab, und strecken Sie es ganz gerade nach hinten.
Wiederholen Sie diese Übung 15-mal, möglichst, ohne den Fuß aufzusetzen. Wechseln Sie dann das Bein.
Sollten Sie das Gleichgewicht nicht sofort von Anfang an halten können, tippen Sie beim Absenken des Beines leicht mit den Zehenspitzen auf den Boden, ehe Sie es erneut anheben. Stellen Sie aber nicht den ganzen Fuß auf.

Hilfsmittel

Es kann sein, dass diese Übung Ihnen anfangs mehr Mühe macht, als Sie gedacht haben. Sind Sie trainierter, können Sie Gewichtsmanschetten um die Fußknöchel legen, um die Trainingsintensität zu erhöhen.

Aufgepasst

Da diese Übung sehr viel Konzentration und Körperbeherrschung erfordert, achten Sie bitte darauf, dass Sie den Atem nicht anhalten oder stoßweise atmen. Sobald Sie sich ausbalanciert haben, prüfen Sie nach, ob Sie ruhig und gleichmäßig weiteratmen.

Trainingstipp

Wenn Sie an Ihrer Balance arbeiten möchten, ist es hilfreich, bei dieser Übung die Arme seitlich auszustrecken. So können Sie Ihren Körper leichter im Gleichgewicht halten.

Kobra verkehrt

Übungsablauf

- Legen Sie sich flach auf den Bauch, sodass Ihre Stirn den Boden berührt.
- Legen Sie Ihre Arme neben den Körper, die Handflächen zeigen nach unten.
- Stützen Sie Ihren Körper nun mit den Händen leicht ab, damit Sie Ihre Beine hochstemmen können. Spannen Sie dazu den Körper insgesamt an, kneifen Sie die Pobacken zusammen, und ziehen Sie den Bauchnabel nach innen. Nehmen Sie nun die Beine so weit Sie können nach hinten hoch. Fortgeschrittene schaffen es, das Becken mit hochzustemmen.
- Halten Sie diese Stellung 20 bis 30 Sekunden. Ruhen Sie sich nach jeder Hebung kurz aus. Dazu bleiben Sie auf dem Bauch liegen und drehen den Kopf zur Seite.
- Wiederholen Sie die Übung anschließend 4- bis 6-mal.
- Wenn Sie Anfänger sind und die Stellung nur etwa 10 Sekunden halten können, führen Sie bis zu 10 Wiederholungen aus. Schon bald werden Sie feststellen, dass Ihre Muskeln kräftiger werden und Sie die Stellung länger halten können.

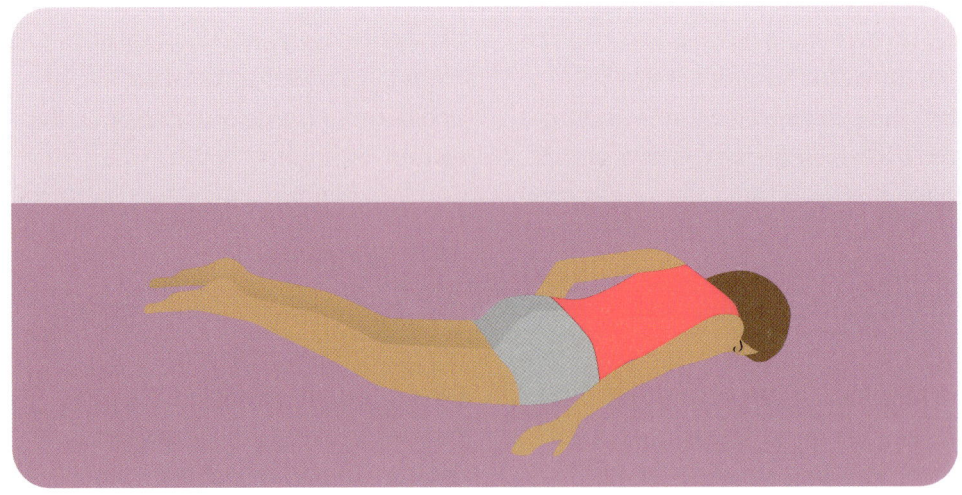

Die „echte" Kobra

Die eigentliche Kobra-Übung ist aus dem Yoga bekannt. Sie ist dort die achte Stellung des Sonnengebets. Es gibt sie in zahlreichen Ausführungen. Sie festigt nicht nur das Gesäß, wie die hier beschriebene „verkehrte Kobra", sondern beugt auch Wirbelsäulenproblemen vor. Außerdem stärkt sie Bauch-, Brust-, Kinn- und Rückenmuskulatur, lindert Beschwerden im Unterleib und regt die Verdauung an.

Probieren Sie es doch mal aus: Sie liegen auf dem Bauch und stützen sich auf die Unterarme. Der Blick wird nach oben gerichtet. Heben Sie nun den Kopf und den gesamten Oberkörper hoch. Das Becken sollte am Boden bleiben, der Rücken bildet ein Hohlkreuz. Wenn Sie einige Sekunden in dieser Position verharrt haben, senken Sie langsam den Oberkörper und lassen sich Wirbel für Wirbel Richtung Boden gleiten. Senken Sie erst ganz zum Schluss den Kopf und den Blick.

Hilfsmittel

Sie können die Intensität der Übung erhöhen, indem Sie mit Gewichtsmanschetten an den Fußknöcheln trainieren.

Aufgepasst

Diese Übung ist sehr anspruchsvoll und gelingt Ihnen vielleicht nicht gleich beim ersten Mal. Geben Sie nicht auf! Wenn Sie durchhalten werden Sie bereits merken, dass Sie die Beine bei jedem Training ein Stückchen höher bekommen. Vergessen Sie auch nicht die Entspannungsphase zwischen den einzelnen Hebungen.

Trainingstipp

Legen Sie sich auf jeden Fall auf eine weiche Unterlage, wenn Sie die „verkehrte Kobra" zum ersten Mal ausprobieren.

Blickfang Po

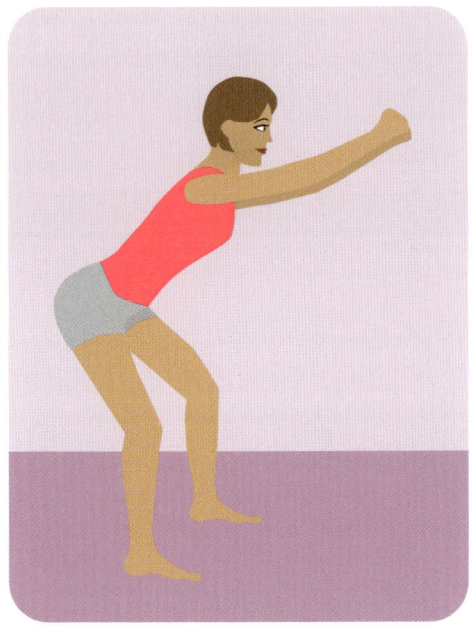

Die Übung „Beinbeuger" trainiert sehr intensiv die Gesäß- und die Oberschenkelmuskulatur. Sie sieht einfach aus, hat es aber in sich.
Die Übung „Wechsel-Step" ist ohne große Vorbereitung machbar, beispielsweise in der Bahn oder im Büro, und kräftigt hauptsächlich die Waden.

Beinbeuger

Übungsablauf

- Begeben Sie sich in eine aufrechte Position, die Beine sind etwas weiter als hüftbreit geöffnet, die Knie leicht gebeugt. Lehnen Sie Ihren Oberkörper etwas nach vorn, und strecken Sie die Arme über den Kopf nach oben.
- Nun verlagern Sie den Körperschwerpunkt nach hinten.
- Bewegen Sie dann Ihren Schwerpunkt nach rechts: Dafür wird das rechte Knie nach außen vorn gebeugt, das Gewicht liegt nun auf Ihrem rechten Bein, während das linke Bein gestreckt wird. Kommen Sie danach wieder in die mittige Position.
- Verlagern Sie anschließend das Gewicht nach links: Beugen Sie also das linke Knie, und strecken Sie das rechte Bein. Bewegen Sie sich anschließend wieder zur Mitte zurück.
- Während Sie mit vorgebeugtem Oberkörper Ihren Schwerpunkt auf diese Weise einmal nach rechts und einmal nach links verlagern, strecken Sie die Arme nach oben, so weit es Ihnen möglich ist, und halten Sie diese während der gan-

Übungseinheit 7: Blickfang Po

zen Übung schulterbreit in Verlängerung des Rückens ausgestreckt. Nur so erreichen Sie eine intensive Wirkung auf Ihre Gesäß- und Oberschenkelmuskulatur.

- Führen Sie 3 Sätze mit je 10 Wiederholungen aus. Legen Sie dazwischen jeweils eine kurze Pause ein, nehmen Sie die Arme herunter, und lockern Sie Ihre Beine.

Variation

Nehmen Sie die Grundposition ein, die Beine stehen hüftbreit und die Knie sind leicht gebeugt. Verlagern Sie den Schwerpunkt nach hinten, während Ihr Oberkörper leicht nach vorn gebeugt ist. Strecken Sie die Arme nach vorn oben aus. Senken Sie nun Ihr Gesäß in dieser Position nach hinten unten ab, als wollten Sie sich auf einen Stuhl setzen. Versuchen Sie so tief zu gehen, bis Ihre Unter- und Oberschenkel einen Winkel von 90 Grad bilden. Wenn Sie nicht ganz so tief kommen, senken Sie Ihren Po so weit, wie Sie es schaffen. Wiederholen Sie die Übung in 3 Sätzen 20-mal.

Hilfsmittel

Um diese Übung zu intensivieren, trainieren Sie mit einer Kurzhantel in jeder Hand.

Aufgepasst

Diese Übung sieht einfacher aus, als sie ist: Sie dient der Kräftigung der Gesäß- und der Oberschenkelmuskulatur und ist sehr anspruchsvoll. Die intensive Wirkung erzielen Sie nur, wenn Sie während der Übung die Arme nach oben ausstrecken. Achten Sie deshalb unbedingt darauf, die Arme mindestens bis auf Schulterhöhe anzuheben. Sollten Ihre Arme während der Übung „schlappmachen", senken Sie sie einen Moment ab und schütteln sie kurz aus. Wenn Sie Probleme mit dem Gleichgewicht haben, können Sie sich mit den Händen an einer Wand abstützen.

Lockere Beine

Lockern Sie nach jedem Satz ein wenig Ihre Beine, dann können Sie die Übung effektiver fortsetzen.

Wechsel-Step

Übungsablauf

- Stellen Sie sich auf einer rutschfesten Unterlage vor eine Sofalehne, einen Tisch oder eine ähnliche Erhöhung, auf die Sie sich aufstützen können. Die Stütze sollte Ihnen ungefähr bis zur Hüfte reichen und darf auf keinen Fall umkippen oder instabil sein.
- Stellen Sie die Beine einen großen Schritt weit nach hinten aus, lehnen Sie sich mit dem Oberkörper nach vorn, und stützen Sie sich mit beiden Händen auf. Die Füße stehen auf den Fußballen, die Fersen bleiben in der Luft und werden nicht aufgesetzt.
- Ihr Körper sollte nun lang gestreckt und in einer vertikalen Ebene sein. Der Rücken ist gerade, die Halswirbelsäule lang, und der Blick ist zum Boden gerichtet.
- Ziehen Sie nun das Knie des rechten Beines möglichst hoch an die Brust. Stellen Sie das Bein dann

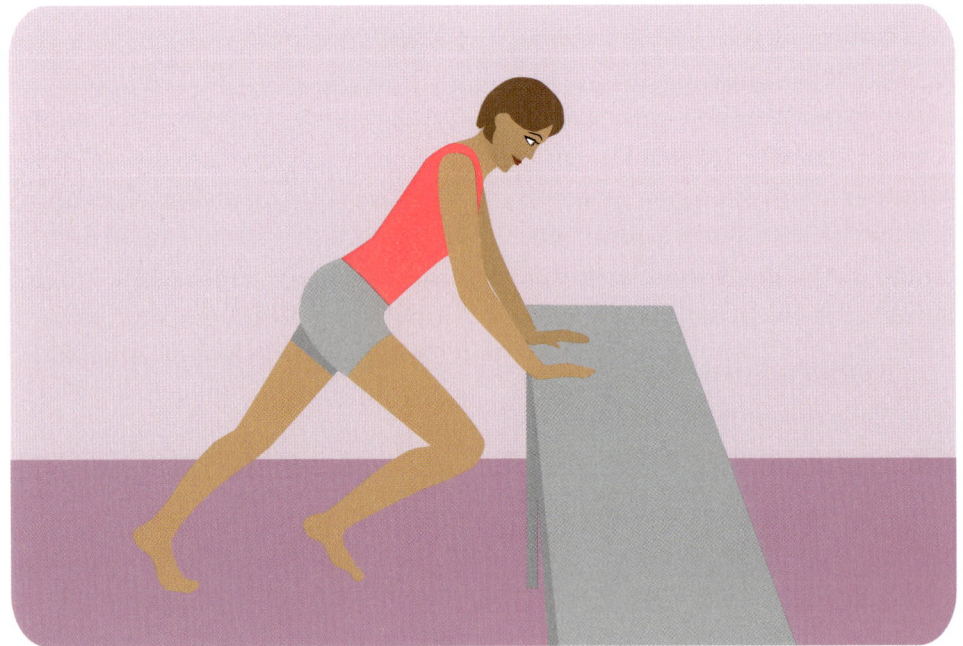

Übungseinheit 7: Blickfang Po

Im Freien

Der „Wechsel-Step" kann auch sehr gut beim Joggen, Walken oder einfach beim Spazierengehen als kleine Trainingseinheit eingebaut werden. So können Sie auf Ihrer Strecke als „Stütze" z. B. einen Zaun, einen Felsen oder eine Mauer nutzen.

wieder ab, und ziehen Sie das linke Bein an. Führen Sie diesen Knieheber dann im Wechsel aus, bestimmen Sie selbst das Tempo!
- Je schneller Sie sich bewegen, umso intensiver ist das Training für einen knackigen Po und schlanke Waden.
- Trainieren Sie rund 30 Sekunden lang, und pausieren Sie dann kurz.
- Danach schließen Sie 2 weitere Durchgänge zu je 30 Sekunden an.

Hilfsmittel

Sollte die Übung Sie noch nicht genug fordern, wiederholen Sie diese mit Gewichtsmanschetten, die Sie an Ihren Fußgelenken befestigen. Ihre Bewegungsabläufe sind mit den zusätzlichen Gewichten zwar nicht mehr so schnell, dafür werden Waden- und Pomuskeln intensiver trainiert.

Aufgepasst

Besonders wichtig ist bei dieser Übung, dass Sie nur auf den Fußballen laufen. Die Ferse wird nicht aufgesetzt.
Achten Sie bei der Ausübung des „Wechsel-Steps" außerdem darauf, dass Sie viel Platz nach hinten haben, denn Ihre Beine brauchen Bewegungsfreiheit.

Trainieren wie die Profis

Diese Übung ist sehr intensiv und wird sogar von Profis wie dem Boxer Dariusz „Tiger" Michalczewski ins Training eingebaut. Gerade für Boxer ist nämlich Beinarbeit extrem wichtig, und sie achten darauf, dass ihre Beine kräftig, aber schlank und agil sind.

Beine hoch

Die Übung „Marschieren" ist einfach aber wirkungsvoll für Beine und Po und schließt außerdem noch die Arme mit ein. Bei der Variation werden die Arme noch stärker beansprucht. Mit der Übung „Vorderer Bein-Lift" trainieren und formen Sie besonders die Pomuskulatur und die hinteren Oberschenkelmuskeln.

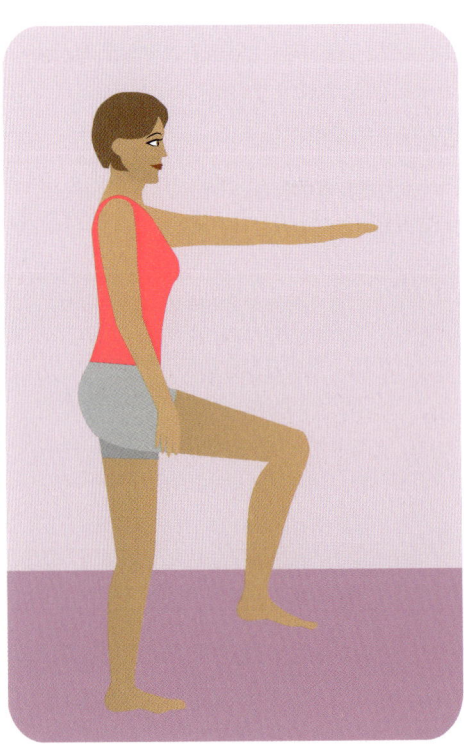

Marschieren
Übungsablauf

- Gehen Sie in eine aufrechte Position. Die Beine sind etwa hüftbreit geöffnet, die Knie sind leicht gebeugt. Der Rücken ist gerade, die Halswirbelsäule lang gezogen, der Blick geradeaus nach vorn gerichtet.
- Achten Sie darauf, dass Sie fest und sicher stehen.
- Heben Sie den rechten Arm, und strecken Sie ihn gerade nach vorn aus. Ihr Rumpf und Ihr Arm sollten einen 90-Grad-Winkel bilden.
- Heben Sie nun das linke Bein an, sodass Oberschenkel und Rumpf ebenfalls in einem 90-Grad-Winkel zueinander stehen. Halten Sie diese Position für ein paar Sekunden.
- Senken Sie dann das Bein sowie den Arm wieder ab, und stellen Sie das Bein zurück in die Ausgangsposition auf den Boden.
- Nun wiederholen Sie die Bewegung mit dem linken Arm und dem rechten Bein.

Übungseinheit 8: Beine hoch

- Heben und senken Sie Arme sowie Beine im Wechsel, führen Sie 3 Sätze zu je 30 Hebungen pro Seite aus.

Variation

Stellen Sie sich aufrecht hin. Heben Sie ein Bein hoch, sodass Rumpf und Oberschenkel einen rechten Winkel bilden. Halten Sie den Gegenarm in Brusthöhe nach vorn ausgestreckt. Senken Sie das Bein nun nicht zum Boden ab, sondern strecken Sie es leicht angewinkelt nach hinten. Der Oberkörper neigt sich dabei nach vorn, Sie spüren eine Streckung entlang der hinteren Gesäß- und Oberschenkelmuskulatur. Halten Sie diese Spannung kurz. Führen Sie das Bein dann wieder in die Ausgangsposition zurück, ohne es abzusetzen. Wiederholen Sie die Bewegung 4-mal, und wechseln Sie dann die Seite. Nach 5 Wiederholungen mit diesem Bein führen Sie die Übung in 2 weiteren Sätzen aus.

Hilfsmittel

Um die Arme effektiv mitzutrainieren, können Sie während der Übung „Marschieren" in jeder Hand eine Hantel von 1 bis 2 Kilogramm halten. Wenn Sie eine trainierte Armmuskulatur haben, können Sie auch schwerere Hanteln benutzen. Als Ersatz bieten sich Wasserflaschen an.

Aufgepasst

Achten Sie bei dieser Übung darauf, dass Sie die Bewegungen bewusst und langsam ausführen. Besonders leicht vergisst man beim „Marschieren" den Rücken: Achten Sie darauf, dass er gerade und gestreckt ist. Überprüfen Sie deshalb, ob Ihre Körpermitte beim „Marschieren" straff und der Bauchnabel nach innen gezogen ist.
Die Schultern sollten gesenkt, also nicht angespannt oder hochgezogen sein. Auch die Beine sollten Sie nicht mit Schwung auf und ab bewegen, sondern ebenfalls mit kontrollierter Muskelkraft führen.
Wenn Sie Hanteln benutzen, achten Sie besonders darauf, dass Sie die Arme immer kontrolliert und mit Muskelkraft bewegen, also diese nicht einfach kraftlos hin- und herschlenkern.

Vorderer Bein-Lift

Übungsablauf

- Setzen Sie sich bequem auf eine weiche Unterlage, entweder eine Matte oder einen Teppich.
- Strecken Sie beide Beine gerade nach vorn aus.
- Legen Sie die Hände seitlich neben dem Körper, kurz hinter dem Gesäß, ab. Die Handflächen liegen auf dem Boden, die Finger sind gespreizt.
- Richten Sie nun Ihren Oberkörper ganz gerade auf, ziehen Sie auch die Halswirbelsäule lang. Der Blick ist nach vorn gerichtet.
- Spannen Sie die Bauchmuskeln an, ziehen Sie den Nabel nach innen. Aus dieser Anspannung heraus heben Sie nun das rechte Bein ein Stück vom Boden ab. Halten Sie es in dieser Position 10 Sekunden lang, senken Sie es dann wieder zum Boden, und legen Sie es ab.
- Heben Sie nun das linke Bein, und halten Sie es ebenfalls 10 Sekunden in der Anspannung.
- Heben Sie abwechselnd beide Beine je 6-mal, und halten Sie sie für etwa 10 Sekunden über dem Boden.
- Strecken Sie die Knie dabei nie völlig durch, sondern lassen Sie sie

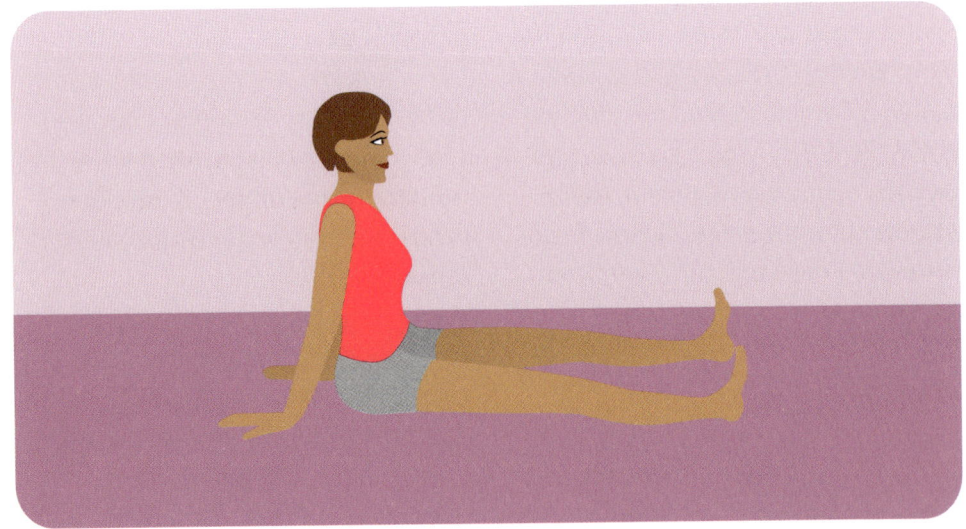

Ungewohnte Bewegung

Besonders die Variationsübung „Bein-Lift auf der Seite" ist anfangs oft ungewohnt und schwieriger als erwartet. Sollten Sie ein Ziehen oder Stechen in der Gesäßmuskulatur verspüren, machen Sie einfach eine kurze Pause. Legen Sie dazu das obere Bein auf dem Boden ab, und klopfen Sie zur Entspannung sanft auf die Pomuskulatur.

leicht angewinkelt. Die Fußspitzen sind während der gesamten Übung nach oben geflext.

Variation

Bein-Lift pausenlos: Heben Sie ein Bein, und senken Sie es gleich wieder, ohne es abzulegen. Heben und senken Sie Ihr Bein so 10-mal. Wechseln Sie dann auf die andere Seite.

Bein-Lift auf der Seite: Legen Sie sich bequem auf die linke Seite. Strecken Sie Ihren Körper gerade aus, die Beine liegen parallel übereinander. Ihr linker Arm liegt nach oben ausgestreckt, Ihr Kopf kann darauf abgelegt werden. Den rechten Arm stützen Sie etwa in Brusthöhe vor dem Oberkörper ab. Winkeln Sie das rechte, oben liegende Bein an, und stellen Sie den Fuß vor dem Knie des linken, unten liegenden Beines auf. Das untere Bein wird nun um wenige Zentimeter angehoben und dann wieder Richtung Boden gesenkt. Wiederholen Sie diese Übung 10-mal, wechseln Sie dann zum anderen Bein. Das untere Bein bleibt immer gestreckt.

Hilfsmittel

Bei der Grundübung „Vorderer Bein-Lift" können Sie zusätzlich ein Gewicht auf das Fußgelenk oder den Oberschenkel legen, z. B. eine Kurzhantel.
Wenn Sie die Intensität bei der Variation „Bein-Lift auf der Seite" für die hintere Oberschenkelmuskulatur erhöhen wollen, können Sie Gewichtsmanschetten verwenden, die Sie sich um die Fußgelenke schnallen.

Ran an die Problemzonen

Die Übung „Kniepresse" ist einfach und wirkungsvoll. Sie trainiert hauptsächlich die Innenseiten der Oberschenkel, sodass diese gefestigt werden.
Bei der Übung „Kniestand" werden ebenfalls auf sehr einfache Art und Weise Bein- und Pomuskeln geformt.

Kniepresse

Übungsablauf

- Setzen Sie sich aufrecht auf eine weiche Unterlage, entweder eine Gymnastikmatte, eine Decke oder einen Teppich.
- Stellen Sie die Füße vor dem Körper auf, die Knie sind auf Brusthöhe angezogen.
- Ihr Rücken ist gerade aufgerichtet, die Halswirbelsäule lang gezogen. Schauen Sie geradeaus.

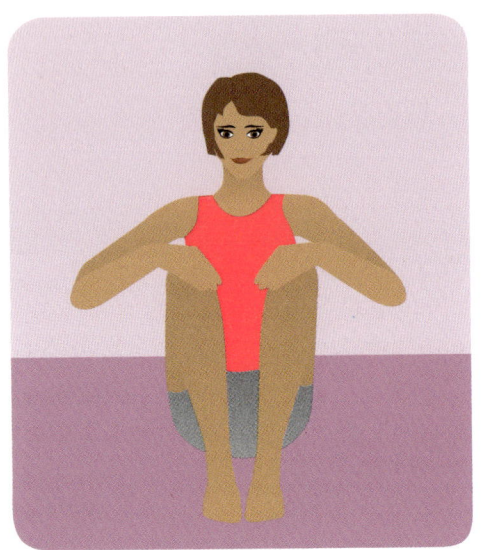

- Legen Sie nun die Hände auf Ihre Knie, sodass Ihre Finger die Knieinnenseiten umfassen.
- Drücken Sie mit den Händen die Knie langsam auseinander, sodass eine Öffnung entsteht.
- Während Sie mit den Händen die Knie nach außen ziehen, geben Sie mit den Beinen Gegendruck, pressen diese also nach innen.
- Öffnen Sie Ihre Knie nur wenige Zentimeter. Schließen Sie sie dann wieder, indem Sie den Druck der Hände zurücknehmen.
- Wiederholen Sie diese Übung 10-mal, legen Sie danach eine kurze

Übungseinheit 9: Ran an die Problemzonen

Pause ein. Führen Sie die „Kniepresse" in insgesamt 3 Sätzen zu je 10 Wiederholungen aus.

Variation

Wenn Sie die Möglichkeit haben, einen Trainingspartner in die Übung einzubinden, kann dieser sich vor Sie setzen und seine Hände auf Ihre Knie legen. Während Ihr Partner nun versucht, Ihre Knie auseinanderzupressen, drücken Sie mit den Beinen dagegen und bauen so einen Gegendruck auf.

Hilfsmittel

Setzen Sie sich in der oben beschriebenen Position auf den Boden, die Füße sind fest aufgestellt, die Knie angezogen. Legen Sie sich nun einen sehr weichen Gummiball oder ein dickes Kissen zwischen die Knie. Ihre Hände sind seitlich neben dem Körper auf dem Boden abgelegt. Nun pressen Sie Ihre Knie und Oberschenkel fest zusammen und öffnen sie dann langsam wieder. Achten Sie darauf, dass das Kissen oder der Ball nicht zu Boden fallen.

Aufgepasst

Diese Übung sieht leicht aus, trainiert jedoch intensiv die Innenseiten der Oberschenkel sowie die Pomuskulatur. Achten Sie darauf, dass Ihre gesamte Körpermitte angespannt ist. Pressen Sie nicht nur Knie und Oberschenkel fest zusammen, sondern ziehen Sie gleichzeitig den Beckenboden nach oben, und kneifen Sie die Pobacken zusammen – damit erhöht sich die Trainingsintensität.

Beintraining jederzeit

Diese Beinübung zählt zu den sehr einfachen, aber wirkungsvollen Übungen, die man überall „auf die Schnelle" zwischendurch ausüben kann. Nutzen Sie einen Moment, in dem Sie allein im Büro sind, setzen Sie sich auf den Boden, und trainieren Sie Ihre Oberschenkelinnenseiten. Auch bei einem Fernsehabend kann man die „Kniepresse" trainieren.

Kniestand

Übungsablauf

- Knien Sie sich auf eine weiche, rutschfeste Unterlage.
- Stellen Sie ein Bein vor sich auf, sodass Ober- und Unterschenkel einen 90-Grad-Winkel bilden. Der vordere Fuß zeigt gerade nach vorn, der hintere ist flach abgelegt und zeigt nach hinten.
- Ihr Rücken ist gerade, die Schultern sind tief, also nicht angespannt oder hochgezogen. Ziehen Sie gleichzeitig Ihre Halswirbelsäule lang nach oben, und schauen Sie geradeaus.
- Strecken Sie die Arme waagerecht auf Schulterhöhe nach vorn, die Handflächen zeigen zum Boden.
- Schieben Sie sich nun aus dieser Position langsam nach oben in den Stand, wobei das hintere Bein leicht nach vorn gezogen wird. Das gesamte Gewicht liegt dabei auf dem vorderen Bein, dem Standbein. Das andere Bein ist nach hinten ausgestellt, der Fuß ist gestreckt, sodass nur die Fußspitze den Boden berührt und die Fußsohle nach hinten zeigt.
- Senken Sie dann Ihren Oberkörper langsam ab, bis das hintere Knie wieder den Boden berührt.
- Wiederholen Sie die Übung 5-mal, wechseln Sie dann die Seiten. Führen Sie nach einer kurzen Pause einen weiteren Durchgang mit 5 Wiederholungen pro Bein aus.

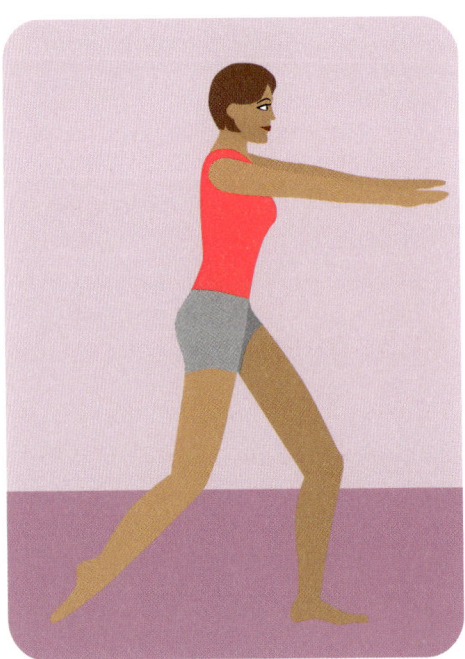

Variation

Eine besondere Herausforderung für Ihr Gleichgewichtsgefühl bedeutet folgende Variation: Knien Sie sich auf den Boden, und stellen Sie ein Bein vor sich auf. Das andere Bein liegt auf dem Boden. Die Arme werden waagerecht auf Schulterhöhe nach vorn ausgestreckt. Drücken Sie sich dann mithilfe des vorderen Beines in den aufrechten Stand. Heben Sie nun das nach hinten ausgestellte Bein noch ein Stück höher. Halten Sie es so einen Moment mehrere Zentimeter über dem Boden, und stellen Sie dann die Fußspitze wieder auf. Setzen Sie die Übung anschließend wie gewohnt fort, und gehen Sie zurück in den „Kniestand".

Hilfsmittel

Sie können die Wirkung dieser Übung erhöhen, indem Sie in den ausgestreckten Armen jeweils eine Kurzhantel halten. Anstelle der Hanteln können Sie auch Wasserflaschen von 0,5 oder 1 Liter benutzen.

Aufgepasst

Führen Sie die Übung langsam und kontrolliert aus. Achten Sie z. B. darauf, dass Sie beim Absenken des Oberkörpers Ihre Muskulatur anspannen, sonst landen Sie zu heftig mit den Knien auf den Boden, was sehr schmerzhaft sein kann.

Trainingstipp

Bei dieser Übung sind besonders Körperbalance und Muskelbeherrschung gefordert. Sollten Sie anfangs Schwierigkeiten haben, das Gleichgewicht zu halten, können Sie sich an einem Stuhl festhalten oder mit den Händen an der Wand abstützen.

Langsam steigern

Bei der Ausführung des „Kniestands" spüren Sie die Wirkung der Übung besonders intensiv in der vorderen Oberschenkelmuskulatur und im Gesäß.

Sollten Sie anfangs das Gefühl haben, dass Ihre Kraft für 2 Durchgänge mit jedem Bein nicht ausreicht, beginnen Sie mit nur einmalig 5 Wiederholungen pro Seite, und steigern Sie die Anzahl mit der Zeit.

Fitness für Profis

Die Übung „Seitlicher Ausfallschritt" widmet sich besonders den Außenseiten Ihrer Gesäßmuskulatur.
Die „Einbeinige Kniebeuge" ist etwas für Fortgeschrittene und trainiert intensiv die Gesäßmuskulatur.

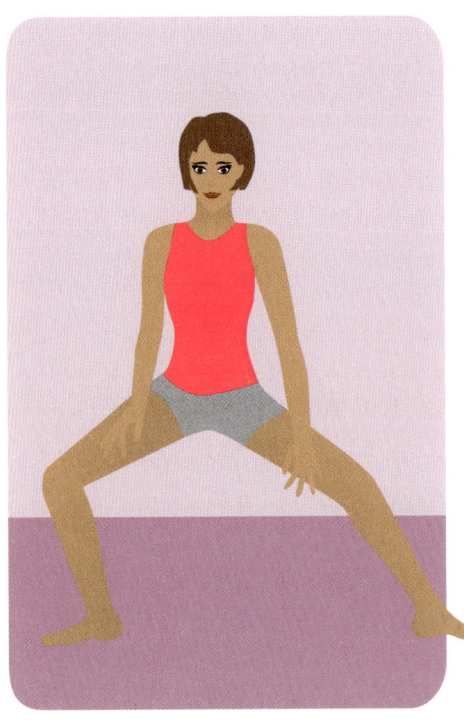

Seitlicher Ausfallschritt

Übungsablauf

- Stellen Sie sich in aufrechter Position auf eine rutschfeste Unterlage. Die Füße sind etwa hüftbreit aufgestellt, die Fußspitzen zeigen nach vorn.
- Achten Sie darauf, dass Sie für diese Übung ausreichend Platz haben, also in der Bewegung nicht an Möbel stoßen können.
- Machen Sie dann einen Ausfallschritt nach rechts, indem Sie das Bein wie zu einer großen Grätsche nach rechts öffnen. Die Fußspitze und das Knie des ausgestellten Beines zeigen nun nach außen.
- Das Bein, das Sie nach außen bewegt haben, wird jetzt maximal gebeugt, das andere Bein maximal gestreckt.
- Kehren Sie in die Ausgangsposition zurück, und machen Sie den Ausfallschritt nun zur linken Seite.
- Führen Sie bei einem Durchgang 10 Ausfallschritte, jeweils 5 nach rechts und 5 nach links, aus.

Übungseinheit 10: Fitness für Profis

- Schütteln Sie Ihre Beine danach kurz aus, und führen Sie einen weiteren Durchgang mit jeweils 5 Ausfallschritten pro Seite aus.

Variation

Um die Wirkung zu verstärken, können Sie nach jedem Ausfallschritt einen Moment in der Position verharren und 10-mal wenige Zentimeter auf und ab wippen, ehe Sie in die aufrechte Ausgangsstellung zurückkehren.

Hilfsmittel

Als Hilfsmittel für eine besonders intensive Wirkung dieser Übung können Sie eine Langhantel einsetzen. Stellen Sie sich in die aufrechte Position, die Füße hüftbreit auseinander. Legen Sie die Langhantel auf Ihren Schultern ab. Führen Sie die Übung wie oben beschrieben aus. Alternativ können Sie auch je eine Kurzhantel in der linken und der rechten Hand benutzen.

Aufgepasst

Achten Sie bei dieser Übung auf Muskelkontrolle, lassen Sie sich also nicht nach unten fallen, sondern führen Sie den Ausfallschritt in einer kontrollierten Bewegung aus.
Das Knie des ausführenden Beines sollte in der Beugung direkt über der nach außen gestellten Ferse stehen und ebenfalls nach außen zeigen.

Trainingstipp

Mit einem langen Ausfallschritt wird der große Gesäßmuskel trainiert. Mit einem kürzeren Ausfallschritt stärken Sie die Oberschenkelmuskulatur.

Gesäßaußenseite trainieren

Der „Seitliche Ausfallschritt" wirkt speziell auf einen bestimmten Bereich des Gesäßes, nämlich auf die Außenseiten. Diese werden beim Training oft vernachlässigt und entwickeln sich dadurch häufig zur „Problemzone". Mit der Übung können Sie dem entgegenwirken sowie die Außenseiten Ihres Pos stärken und runden.

Einbeinige Kniebeuge

Übungsablauf

- Stellen Sie sich aufrecht hin, die Beine sind hüftbreit aufgestellt. Hinter sich sollten Sie einen Stuhl oder einen Sessel platzieren.
- Winkeln Sie nun ein Bein nach hinten ab, sodass der Fußrist auf dem Stuhl ruht.
- Die Arme befinden sich seitlich vom Körper. Die Schultern sollten tief, also nicht angespannt oder hochgezogen sein. Ihr Rücken ist gerade, die Halswirbelsäule lang gezogen, Ihren Blick richten Sie geradeaus.
- Beugen Sie nun das Knie des vorderen Beines – das Knie darf dabei nicht über die Fußspitze zeigen –, und senken Sie Gesäß und Oberkörper Richtung Boden so tief es geht. Richten Sie sich danach wieder auf. Achten Sie darauf, dass Sie mit dem Oberkörper aufrecht und gerade bleiben.
- Atmen Sie während der Übung ruhig ein und aus, halten Sie nicht die Luft an.
- Wiederholen Sie die „Einbeinige Kniebeuge" 10-mal, legen Sie eine kurze Pause ein, und wechseln Sie dann zum anderen Bein. Führen Sie 2 Durchgänge mit jeweils 10 Kniebeugen auf jeder Seite aus.

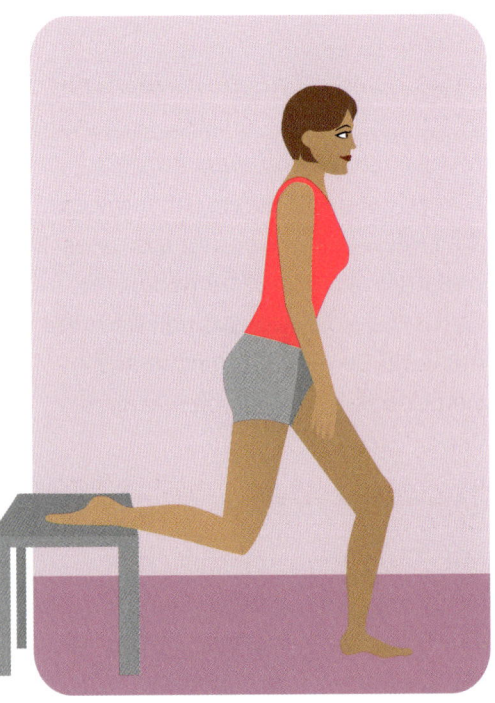

Variation

Durch Wippen können Sie die „Einbeinige Kniebeuge" noch intensivieren: Nachdem Sie die Ausgangsposition eingenommen, das hintere Bein auf dem Stuhl abgelegt und das vordere Knie gebeugt haben, halten Sie einen Moment in der tiefen Position inne und wippen wenige Zentimeter auf und ab. Richten Sie sich erst danach wieder in die Ausgangsposition auf.

Hilfsmittel

Bei der „Einbeinigen Kniebeuge" können Sie die Intensität der Übung für die Oberschenkelmuskulatur verstärken, indem Sie mit einer Kurzhantel in jeder Hand trainieren. Gleichzeitig kräftigen Sie dabei auch die Arm- und Schultermuskulatur. Lassen Sie die Arme dabei entweder seitlich herunterhängen, halten Sie sie seitlich in Schulterhöhe ausgestreckt, oder legen Sie die Hanteln auf den Schultern ab, und halten Sie sie dort. Testen Sie aus, in welcher Position Sie besser das Gleichgewicht halten können.

Aufgepasst

Diese Übung ist intensiv und sollte besonders von Einsteigern mit Bedacht ausgeführt werden. Wenn Sie

Kniebeuge zwischendurch

Die „Einbeinige Kniebeuge" gehört zu den Übungen, die man besonders gut am Arbeitsplatz ausführen kann.
Nutzen Sie einige ruhige Minuten im Büro, stellen Sie sich vor Ihren Schreibtischstuhl und legen Sie los!

merken, dass Ihre Oberschenkelmuskulatur stark zieht, reduzieren Sie lieber die Anzahl der Kniebeugen und steigern sich dann langsam.
Wenn Sie die „Einbeinige Kniebeuge" die ersten Male ausführen, kann es sein, dass Sie Probleme haben, Ihr Gleichgewicht zu halten. Dann hilft es, wenn Sie sich seitlich an einer Wand, einem Schrank oder einem Regal festhalten.
Es ist empfehlenswert, nach jedem Durchgang die Beine kurz zu lockern, ehe Sie weitermachen.
Nach Ende der Übung ist das ausführliche Dehnen der beanspruchten Muskelgruppen besonders wichtig.

Der richtige Kick

Die Übung „Po-Crunch" trainiert sehr intensiv die hintere Oberschenkel- und die Gesäßmuskulatur. Sie ist vom Ablauf zwar sehr einfach, hat aber eine starke Wirkung auf die Muskeln.
In der Übung „Side-Kick" werden speziell die seitlichen Oberschenkelmuskeln gekräftigt.

Po-Crunch

Übungsablauf

- Legen Sie sich auf dem Bauch auf eine weiche Unterlage, entweder eine Gymnastikmatte oder einen Teppich.
- Strecken Sie die Beine gerade nach hinten aus, die Fußspitzen sind gestreckt.
- Die Hände befinden sich unter der Stirn, die Halswirbelsäule wird lang gestreckt, den Kopf halten Sie oben. Ihr Blick ist dabei auf den Boden gerichtet.
- Nun heben Sie beide Beine ein kleines Stück vom Boden ab. Ziehen Sie dazu den Bauchnabel ein, pressen Sie das Schambein auf den Boden, und spannen Sie die Pobacken an.
- Aus dieser Position heben Sie ein Bein langsam ein Stück weiter nach oben und senken es dann wieder. Die Füße sollten während der Übung niemals den Boden berühren, sondern immer ein Stück über dem Boden in der Luft gehalten werden.
- Heben Sie nun das andere Bein langsam hoch, und senken Sie es dann wieder ab.
- Sie machen insgesamt nur eine minimale Bewegung und heben das jeweilige Bein nur um einige Zentimeter an.
- Wiederholen Sie die Bewegung mit jedem Bein 15-mal, ehe Sie beide Beine für eine kurze Pause ablegen. Führen Sie dann 2 weitere Sätze aus.
- Wenn Sie ein leichtes Ziehen in der Po- und Oberschenkelmuskulatur spüren, legen Sie eine etwas längere Pause zwischen den Sätzen ein, ehe Sie fortfahren.

Übungseinheit 11: Der richtige Kick

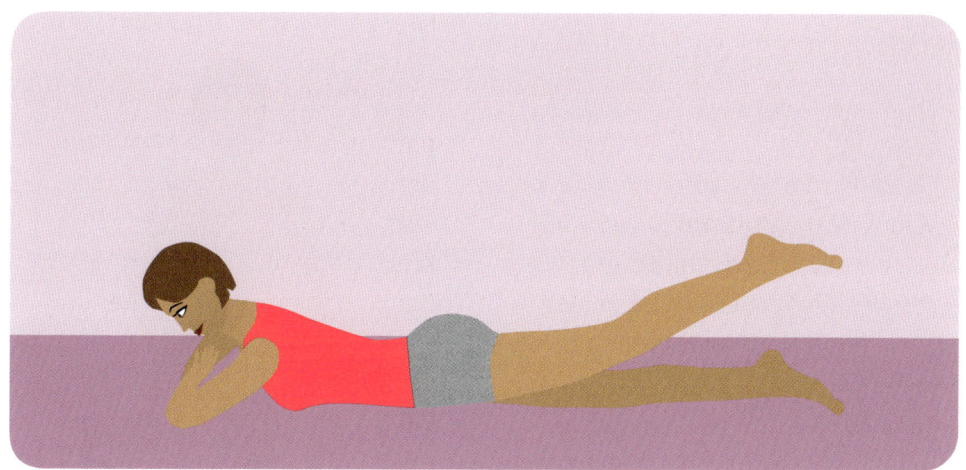

Variation

Legen Sie sich auf den Bauch, nehmen Sie die Arme nach vorn, und verschränken Sie die Hände unter der Stirn. Ihre Zehenspitzen berühren den Boden. Heben Sie nun beide Beine gleichzeitig vom Boden ab, aber nicht höher als etwa 5 Zentimeter. Halten Sie Ihre Beine in dieser Stellung, und pressen Sie die Seiten der Fersen fest aneinander. Halten Sie diese Spannung für einen kurzen Moment, senken Sie die Füße dann wieder zum Boden. Während dieser Übung müssen Sie die Beine fest geschlossen halten, das Becken berührt stets den Boden.

Hilfsmittel

Um die Übung zu intensivieren, können Sie sich ein Gummiband um die Fußknöchel legen. Wenn Sie dann ein Bein heben, wird der Muskeleinsatz durch das angespannte Band verstärkt. Gewichtsmanschetten, die man an den Fußknöcheln befestigt, sind nur für Fortgeschrittene empfehlenswert.

Aufgepasst

Achten Sie beim „Po-Crunch" darauf, dass Sie die Beine nur wenige Zentimeter vom Boden abheben. Außerdem ist es wichtig, dass das Becken die gesamte Zeit über auf dem Boden bleibt.

Side-Kick

Übungsablauf

- Nehmen Sie eine aufrechte Position ein. Achten Sie darauf, dass Sie auf einer rutschfesten Unterlage stehen.
- Stellen Sie rechts von sich einen Stuhl auf, an dessen Lehne Sie sich beim „Side-Kick" festhalten können.
- Richten Sie Ihre Wirbelsäule gerade auf, der Rücken ist gestreckt, die Halswirbelsäule lang gezogen, Ihr Blick ist nach vorn gerichtet.
- Stemmen Sie die linke Hand seitlich in die Hüfte, während Sie sich mit der rechten Hand am Stuhl festhalten.
- Heben Sie nun das linke Bein gestreckt seitlich an, die Fußspitze zeigt nach vorn. Senken Sie es dann wieder Richtung Boden, ohne es jedoch abzustellen. Sie können den Boden leicht antippen.
- Führen Sie diese Beinhebung insgesamt 15-mal aus.
- Drehen Sie sich um. Halten Sie sich dann mit der anderen Hand an der Stuhllehne fest, und wiederholen Sie den „Side-Kick" mit dem anderen Bein.

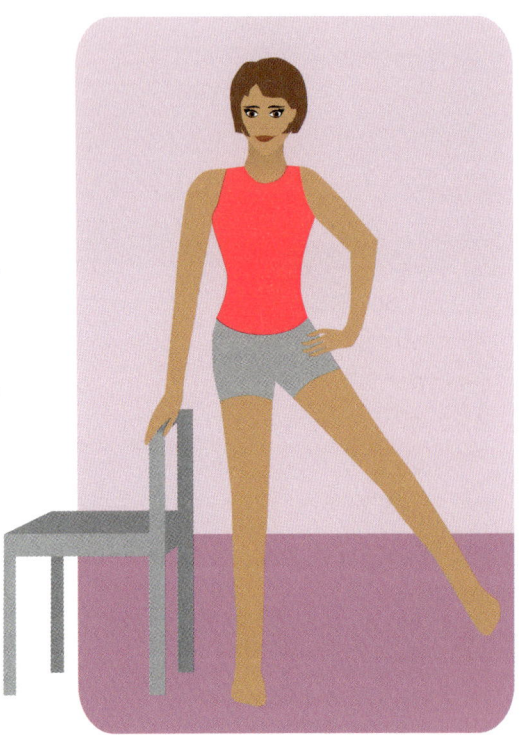

- Führen Sie auch mit diesem Bein die Übung 15-mal aus. Wiederholen Sie anschließend mit jedem Bein einen weiteren Satz des „Side-Kick".

Hilfsmittel

Nehmen Sie zur Abwechslung und Verstärkung der Übung ein Gummiband zu Hilfe. Spannen Sie es zwischen dem die Übung ausführenden

Bein und einem Tischbein. Sie können das Gummiband auch zusammenknoten und um die Fußknöchel legen. Führen Sie den „Side-Kick" dann mit dem Gummiband aus. Sie werden merken, dass die Übung auf diese Weise viel anstrengender ist und Sie das Bein seitlich nicht so hoch heben können wie ohne Gummiband. Statt des Gummibandes können Sie auch mit Gewichtsmanschetten an den Fußgelenken trainieren.
Wer gleichzeitig seine Arme stärken möchte, kann in die freie Hand eine Hantel nehmen und bei jeder Seitwärtsbewegung des Beines den Unterarm anwinkeln.

Aufgepasst

Achten Sie darauf, dass Sie beim „Side-Kick" nur das Bein heben. Halten Sie Hüfte und Rumpf immer gerade, knicken Sie also nicht seitlich ein. Heben Sie das Bein auf keinen Fall so hoch, dass es unangenehm wird, und führen Sie die Bewegung nicht mit Schwung, sondern nur mit Muskelkraft aus. Arme und Schultern sind bei dieser Übung entspannt und gesenkt.

Achten Sie außerdem darauf, dass die Stuhllehne, an der Sie sich festhalten, nicht zu niedrig ist, sonst beginnen Sie die Übung von vornherein in einem Schiefstand.
Vergessen Sie nicht, zum Abschluss die Muskulatur zu dehnen. Je nachdem, welche Stärke das Gummiband hat bzw. wie eng Sie es knoten, werden vor allem bei der Übungsvariation die Muskeln stark beansprucht.

In Balance

Beim „Side-Kick" kommt es sehr auf das Gleichgewicht an, und man gerät bei dieser Übung leicht ins Wanken. Auch bei der Variante mit Gummiband ist es deshalb sinnvoll, sich an einer Stuhllehne oder einer Tischkante abzustützen.

Sie können diese Übung auch zu zweit durchführen. Die Trainingspartner halten sich dabei an den Händen und versuchen so, das Gleichgewicht zu wahren.

Beine schlank und schön

Die Übung „Seitlicher Bein-Lift" strafft auf sehr effektive Art und Weise die äußere Oberschenkelmuskulatur und stärkt zusätzlich die Hüfte.
Bei der Übung „Leg-Curl" werden die gesamte Beinmuskulatur und zusätzlich Ihre Ausdauer trainiert.

Seitlicher Bein-Lift

Übungsablauf

- Legen Sie sich seitlich auf den Boden.
- Der Körper ist ausgestreckt, die Beine liegen parallel übereinander. Halten Sie Ihre Wirbelsäule gerade gestreckt, der Hals ist ebenfalls lang gezogen.
- Strecken Sie den unten liegenden Arm nach oben aus, und legen Sie Ihren Kopf darauf ab. Den oberen Arm können Sie locker auf der Hüfte ablegen oder vor dem Körper abstützen.
- Winkeln Sie die übereinanderliegenden Beine leicht an.
- Heben Sie nun das oben liegende Bein an, und atmen Sie dabei aus. Der Fuß ist angezogen, die Fußspitze zeigt nach vorn.
- Senken Sie beim Einatmen das Bein wieder Richtung Boden, legen Sie es aber nicht ab, sondern halten Sie es kurz über dem anderen Bein.
- Wiederholen Sie diese Bewegung 15-mal, und legen Sie das obere Bein dann ab.
- Wechseln Sie anschließend die Seiten, und wiederholen Sie die Übung mit dem anderen Bein. Führen Sie pro Seite 3 Sätze mit je 15 Wiederholungen aus.

Variation

Wenn Sie gut trainiert sind, können Sie beim „Seitlichen Bein-Lift" den Schwierigkeitsgrad steigern: Legen Sie sich wie bei der Grundübung seitlich auf den Boden, der obere Arm ist vor dem Körper abgestützt. Straffen Sie nun die Körpermitte, besonders Bauch und Po, und heben Sie beide Beine gleichzeitig an. Die Beine sollten sich auf der gesamten Länge be-

Übungseinheit 12: Beine schlank und schön

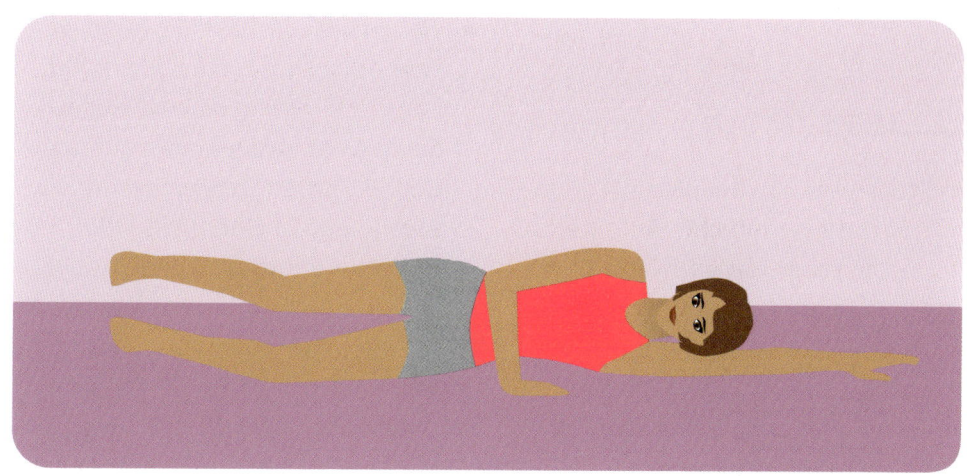

rühren. Halten Sie die Beine kurz in dieser Position, ehe Sie sie wieder absenken. Legen Sie die Beine jedoch nicht auf dem Boden ab, sondern wiederholen Sie den beidseitigen Bein-Lift 10-mal. Wechseln Sie dann die Seite. Führen Sie insgesamt 3 Sätze aus.

Hilfsmittel

Spannen Sie beim „Seitlichen Bein-Lift" ein Gummiband um beide Fußknöchel. Heben Sie nun wie oben beschrieben ein Bein an und senken es dann wieder, ohne es auf dem Boden abzulegen. Arbeiten Sie mit den äußeren Oberschenkelmuskeln gegen die Spannung des Gummibandes. Führen Sie von dieser Übung jeweils 3 Sätze mit je 10 Wiederholungen aus.

Aufgepasst

Drücken Sie beim „Seitlichen Bein-Lift" die Knie nicht durch, sondern halten Sie die Beine stets leicht gebeugt. Lassen Sie die Hüfte nicht nach hinten oder vorn kippen. Durch die Bewegung mit einem Bein müssen Sie die Körpermitte straff und angespannt halten, um die Balance nicht zu verlieren. Gerade bei der Variation müssen Sie auf Ihre Körperspannung achten, damit Sie nicht kippen.

Leg-Curl

Übungsablauf

- Stellen Sie sich in aufrechter Position auf eine rutschfeste Unterlage. Die Beine stehen hüftbreit auseinander und sind leicht gebeugt.
- Winkeln Sie die Arme leicht an, sodass Oberarme und Ellenbogen nahe am Körper liegen und die Finger nach vorn zeigen.

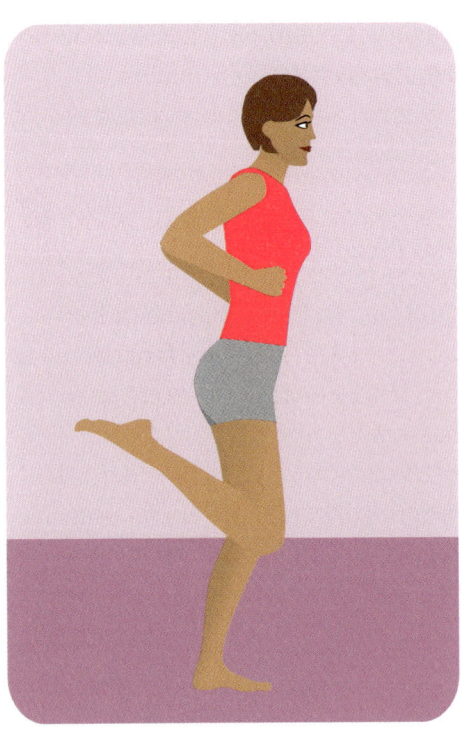

- Heben Sie aus dieser Position heraus die rechte Ferse nach hinten oben in Richtung Po, und stellen Sie den Fuß dann wieder auf den Boden. Führen Sie gleichzeitig die Ellenbogen in einer fließenden Bewegung mit nach hinten oben und mit dem Fuß wieder zurück in die Ausgangsposition.
- Heben Sie nun die linke Ferse an das Gesäß, und nehmen Sie auch hierbei die Ellenbogen wieder mit. Führen Sie also abwechselnd beide Fersen zum Po. Das Tempo bestimmen Sie selbst, je nach Kondition.
- Bewegen Sie Beine und Arme auf diese Weise etwa 1,5 Minuten lang. Wenn Sie möchten, können Sie nach jeweils 30 Sekunden eine Pause einlegen.

Variation

Zur Abwechslung können Sie einmal diese Variante ausprobieren: Marschieren Sie im „Leg-Curl" wie oben angegeben. Aber wenn Sie eine Ferse an den Po herangezogen haben, federn Sie noch einmal nach, ehe Sie das Bein wieder absetzen. Dann wechseln Sie ebenfalls auf das ande-

Übungseinheit 12: Beine schlank und schön

re Bein. Auch hier das Nachfedern nicht vergessen!

Hilfsmittel

Gewichte: Beim „Leg-Curl" können Sie sowohl an den Fußgelenken als auch an den Handgelenken Gewichtsmanschetten anlegen, um die Übung zu intensivieren. Statt der Manschetten können Sie für die Arme auch Kurzhanteln benutzen. Trainieren Sie entweder den Bizeps, indem Sie die Oberarme eng am Körper anlegen und nur die Unterarme bewegen (Vorsicht: Handgelenk nicht abknicken!). Oder führen Sie mit dem Anwinkeln der Beine beide Arme gestreckt zur Seite, und heben Sie sie bis auf Schulterhöhe. Auf diese Weise kräftigen Sie Rumpf- und Schultermuskulatur.

Gummiband: Stellen Sie sich aufrecht hin. Legen Sie ein Gummiband unter Ihre Fußsohlen, und greifen Sie die Bandenden mit den Händen. Ziehen Sie das Band ungefähr bis zu den Hüften hoch, sodass es unter Spannung steht. Winkeln Sie nun die Beine wie beim „Leg-Curl" an. Die Bewegung des nach oben gehenden Fußes wird durch das Gummiband gebremst. Die Arme bewegen sich nicht.

Hanteltraining

Wer sich für ein Training zu Hause entschieden hat, wird bald merken, dass Hanteln ein sehr nützliches und handliches Trainingsgerät sind. Es gibt Kurzhanteln in verschiedenen Gewichtsklassen, angefangen bei einem Gewicht von 0,5 Kilogramm pro Hantel. Einsteiger sollten nur mit Kurzhanteln von höchstens 1 Kilogramm trainieren.

Das Krafttraining mit Hanteln hat verschiedene positive Auswirkungen: Die Muskelfasern werden gekräftigt, die Muskeln werden stärker und geschmeidiger und erhalten eine schöne Form. Auch Ihre Knochen haben etwas davon: Sie werden durch regelmäßiges Training stabiler, und Sie beugen damit auch Krankheiten wie Osteoporose (Knochenschwund) vor.

Venen-training

Die beiden Übungen der Einheit sind gut geeignet, um die Beinvenen zu aktivieren. Bei der Übung „Zehen – Ferse" werden speziell die Zehen und die Waden trainiert.
Die Übung „Spitzentanz" ist einfach, aber sehr wirkungsvoll für die Beinvenen und beansprucht besonders intensiv Ihre Wadenmuskulatur.

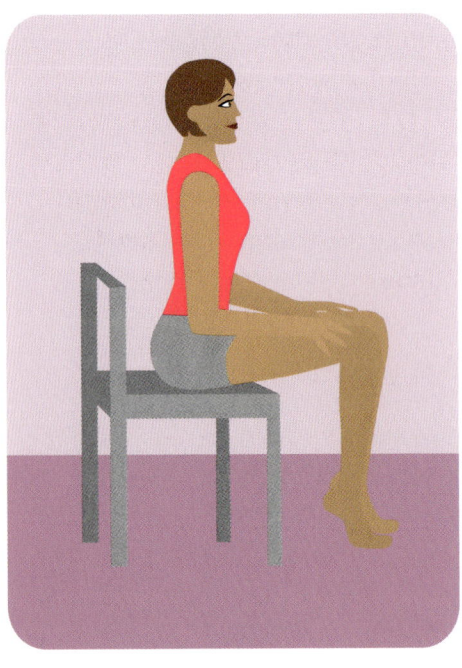

Zehen – Ferse

Übungsablauf

- Setzen Sie sich mit geradem Rücken und geschlossenen Beinen auf die vordere Hälfte eines Stuhles. Ihre Ober- und Unterschenkel bilden einen 90-Grad-Winkel, die Zehen zeigen gerade nach vorn.
- Blicken Sie nach vorn, die Schultern sind tief und entspannt.
- Stellen Sie nun beide Beine gleichzeitig auf die Zehenspitzen, und setzen Sie die Fersen anschließend zügig wieder ab.
- Halten Sie die Beine immer gerade nebeneinander, den Rücken aufgerichtet und die Halswirbelsäule lang gezogen.
- Wiederholen Sie diese Übung 25-mal. Legen Sie dann eine kurze Pause ein, und beginnen Sie von Neuem. Führen Sie 3 Sätze mit je 25 Wiederholungen aus.

Variation

Wechselgymnastik: Sie können die Übung auch abwechselnd mit dem

Übungseinheit 13: Venentraining

Venen aktivieren

Spezielle Venengymnastik kann die Muskelpumpen der Venen aktivieren und trainieren. Diese Pumpen wirken als Antriebskraft für das venöse Blut, da durch die Anspannung der Muskeln die Venen zusammengedrückt und das Blut zum Herz befördert wird. So kann man Beschwerden vorbeugen und bereits geschwollene Beine entstauen.

Die „Zehen – Ferse"-Übung im Sitzen lässt sich leicht und unauffällig in Ihren Alltag einbauen und sogar beim Arbeiten, Fernsehen oder Essen ausüben. Trainieren Sie wenn möglich barfuß oder mit dicken Socken.

linken und dem rechten Fuß ausführen. Dabei werden die Muskeln nicht ganz so stark beansprucht.
Venengymnastik: Mit dieser Variante werden die Beinvenen besonders gut aktiviert. Nehmen Sie auf der Vorderkante eines Stuhles Platz. Stellen Sie abwechselnd das rechte und linke Bein langsam auf die Ferse, und setzen Sie den Fuß danach wieder auf die ganze Sohle ab. Die Übung wirkt noch intensiver, wenn man die Füße aktiv auf den Boden presst.

Hilfsmittel

Möchten Sie die Zehengymnastik intensivieren, legen Sie einfach zwei Kurzhanteln auf Ihre Oberschenkel, oder befestigen Sie Gewichtsmanschetten um Ihre Fußgelenke. Wenn Sie keine Hanteln zur Hand haben, weil Sie die Übung vielleicht zwischendurch unterwegs machen, legen Sie sich zur Verstärkung einfach einen Aktenordner oder Ihre Tasche auf die Oberschenkel.

Aufgepasst

Diese Übung trainiert nicht nur Zehen und Venen, sondern beansprucht auch besonders Ihre Wadenmuskulatur. Achten Sie deshalb darauf, dass Sie die Waden nach jedem Satz ausschütteln und lockern.

Spitzentanz

Übungsablauf

- Nehmen Sie eine aufrechte Position ein, die Füße stehen hüftbreit. Stemmen Sie Ihre Hände locker in die Hüfte, oder lassen Sie sie entspannt neben dem Körper baumeln. Ihre Schultern sind entspannt, der Rücken ist gerade, Ihr Blick nach vorn gerichtet.
- Stellen Sie nun abwechselnd je einen Fuß auf die Zehenspitze. Halten Sie diese Position kurz, stellen Sie dann den Fuß mit der ganzen Sohle wieder auf dem Boden ab.
- Wiederholen Sie diesen „Spitzentanz" 20-mal, also mit jedem Fuß 10-mal.
- Der nächste Teil dieser Übung ist intensiver und anstrengender: Stellen Sie sich nun ohne Schwung mit beiden Füßen gleichzeitig auf die Zehenspitzen.
- Halten Sie diese Position einen Moment, stellen Sie dann die Füße wieder auf dem Boden ab.
- Wiederholen Sie diese Übung mit beiden Füßen ebenfalls 20-mal.

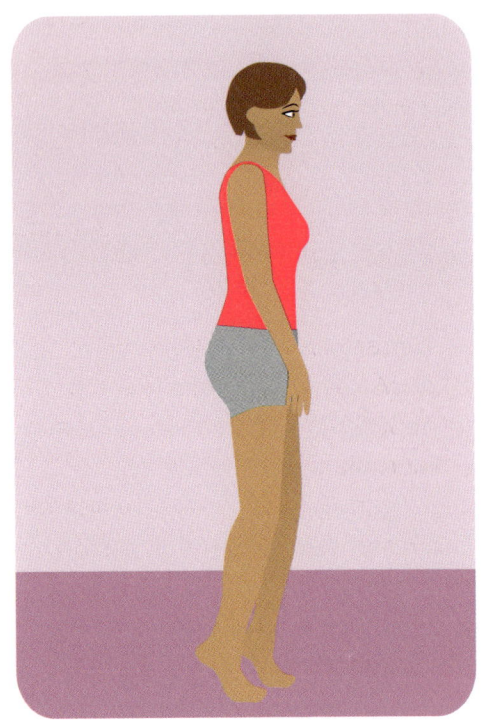

- Legen Sie danach eine kurze Pause ein, dann wiederholen Sie den „Spitzentanz" zunächst mit beiden Füßen abwechselnd je 10-mal, dann erneut mit beiden Füßen gleichzeitig 20-mal.

Variation

Stellen Sie sich mit geschlossenen Augen auf eine rutschfeste Unterlage, die Beine sind hüftbreit geöffnet,

Venen aktivieren

Spezielle Venengymnastik kann die Muskelpumpen der Venen aktivieren und trainieren. Diese Pumpen wirken als Antriebskraft für das venöse Blut, da durch die Anspannung der Muskeln die Venen zusammengedrückt und das Blut zum Herz befördert wird. So kann man Beschwerden vorbeugen und bereits geschwollene Beine entstauen.

Die „Zehen – Ferse"-Übung im Sitzen lässt sich leicht und unauffällig in Ihren Alltag einbauen und sogar beim Arbeiten, Fernsehen oder Essen ausüben. Trainieren Sie wenn möglich barfuß oder mit dicken Socken.

linken und dem rechten Fuß ausführen. Dabei werden die Muskeln nicht ganz so stark beansprucht.
Venengymnastik: Mit dieser Variante werden die Beinvenen besonders gut aktiviert. Nehmen Sie auf der Vorderkante eines Stuhles Platz. Stellen Sie abwechselnd das rechte und linke Bein langsam auf die Ferse, und setzen Sie den Fuß danach wieder auf die ganze Sohle ab. Die Übung wirkt noch intensiver, wenn man die Füße aktiv auf den Boden presst.

Hilfsmittel

Möchten Sie die Zehengymnastik intensivieren, legen Sie einfach zwei Kurzhanteln auf Ihre Oberschenkel, oder befestigen Sie Gewichtsmanschetten um Ihre Fußgelenke. Wenn Sie keine Hanteln zur Hand haben, weil Sie die Übung vielleicht zwischendurch unterwegs machen, legen Sie sich zur Verstärkung einfach einen Aktenordner oder Ihre Tasche auf die Oberschenkel.

Aufgepasst

Diese Übung trainiert nicht nur Zehen und Venen, sondern beansprucht auch besonders Ihre Wadenmuskulatur. Achten Sie deshalb darauf, dass Sie die Waden nach jedem Satz ausschütteln und lockern.

Übungseinheit 13: Venentraining

die Arme hängen locker neben dem Körper, Rücken und Halswirbelsäule sind gerade und gestreckt.
Gehen Sie nun auf die Zehenspitzen. Halten Sie auf dem höchsten Punkt kurz an. Rollen Sie dann langsam auf die Sohlen ab. Heben Sie jetzt Ihre Zehen an, so weit es Ihnen möglich ist. Halten Sie auch diese Position einen Moment, und setzen Sie anschließend die Füße wieder ganz auf. Wiederholen Sie diese Übung in ihrem ganzen Ablauf – Spitzenstand und Fersenstand – 20-mal. Legen Sie danach eine Pause von etwa 30 Sekunden ein, und wiederholen Sie die Übung erneut 20-mal.

Hilfsmittel

Sie können Kurzhanteln (oder Wasserflaschen) in die Hände nehmen oder eine Langhantel auf die Schultern legen, während Sie den „Spitzentanz" ausführen, so wird Ihre Beinmuskulatur noch intensiver gefordert. Die Arme werden mit eingebunden, indem Sie in jede Hand eine Kurzhantel nehmen. Wenn Sie sich auf die Zehenspitzen stellen, beugen Sie gleichzeitig die Arme mit den Hanteln, die Oberarme liegen eng am Körper, die Handgelenke sind gestreckt. Bei der Abwärtsbewegung auf die Sohle senken Sie die Arme. So haben Sie gleichzeitig mit Waden und Zehen die Armmuskeln trainiert.

Aufgepasst

Achten Sie beim „Spitzentanz" besonders auf das Dehnen danach, denn Ihre Waden werden hierbei sehr stark beansprucht. Stellen Sie z. B. den Fußballen hinter sich auf die Kante einer Treppenstufe, und ziehen Sie die Ferse sanft nach unten.

„Spitzentanz" zwischendurch

Trainieren Sie den Spitzen- und Fersenstand ruhig beim Warten in der Schlange, im Büro am Kopierer oder wenn Sie in der U-Bahn stehen.
Es wird kaum jemandem auffallen, aber Beinmuskeln und Venen werden es Ihnen danken!

Straffe Muskeln

Mit der Übung „Grätschsitz" absolvieren Sie ein erstklassiges Training für Ihre Gesäßmuskulatur. Die Übung „Fußtippen" formt besonders die Innenseiten Ihrer Oberschenkel und trainiert die Bauchmuskeln.

Grätschsitz

Übungsablauf

- Setzen Sie sich mit angewinkelten Beinen auf den Boden.
- Führen Sie das linke Bein angewinkelt nach hinten, sodass das Knie nach links außen und die Fußsohle nach hinten zeigt. Der Unterschenkel befindet sich hinter dem Oberkörper. Unter- und Oberschenkel bilden einen 90-Grad-Winkel.
- Legen Sie dann das rechte, angewinkelte Bein so vor dem Körper ab, dass das Knie nach vorn zeigt und die Fußsohle sich ungefähr auf der Höhe des linken Knies befindet.
- Die linke Seite Ihrer Hüfte und Ihres Pos ist in dieser Position automatisch leicht angehoben.
- Lehnen Sie Ihren Oberkörper jetzt nach vorn über das rechte Bein, die Hände werden vor dem Oberkörper abgestützt. Das Gewicht liegt nun überwiegend auf Ihren Armen und der rechten Gesäßhälfte.
- Halten Sie Ihren Rücken gerade und die Halswirbelsäule gestreckt. Ihr Blick ist nach vorn gerichtet. Die Schultern sind tief und entspannt.
- Ziehen Sie den Bauchnabel nach innen.
- Beginnen Sie nun langsam, das nach hinten angewinkelte linke Bein auf und ab zu bewegen. Wenn Sie ein leichtes Ziehen in der Gesäßmuskulatur verspüren, bearbeiten Sie den richtigen Muskel.
- Wiederholen Sie diese Auf- und Abbewegung 10-mal, wechseln Sie dann zum anderen Bein.
- Führen Sie insgesamt 3 Sätze mit 10 Wiederholungen pro Bein aus.

Variation

Nehmen Sie die oben beschriebene Haltung ein, und heben Sie das ange-

Übungseinheit 14: Straffe Muskeln

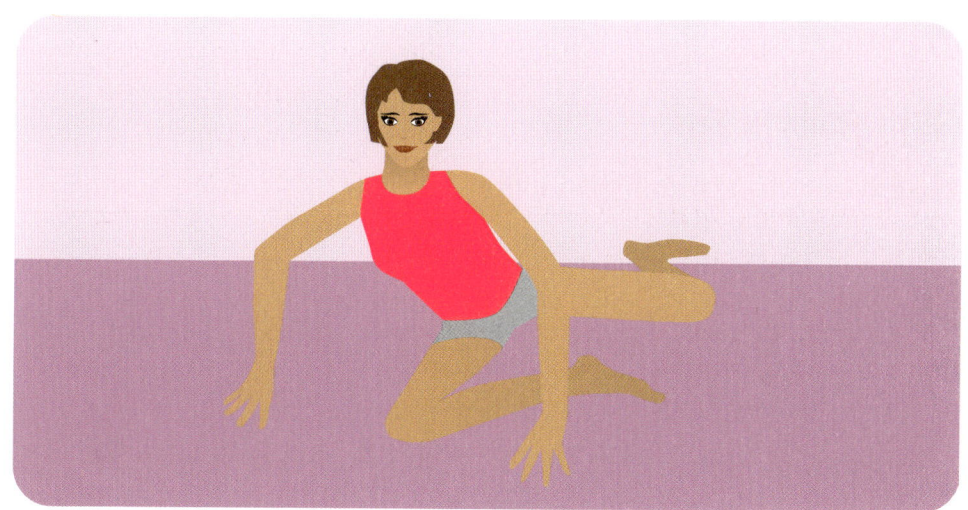

winkelte hintere Bein an. Verweilen Sie kurz in dieser Position, und strecken Sie dann das Bein aus. Halten Sie es auch hier einen Moment, und winkeln Sie es anschließend wieder an. Wiederholen Sie die Bewegung 10-mal. Führen Sie diese Übung in 3 Sätzen zu je 10 Wiederholungen pro Bein aus.

Hilfsmittel

Befestigen Sie an beiden Fußgelenken Gewichtsmanschetten, ehe Sie diese Übung beginnen. Sie werden beim Heben und Senken des hinteren Beines bemerken, dass Ihr Gesäßmuskel noch intensiver beansprucht und trainiert wird.

Aufgepasst

Achten Sie beim „Grätschsitz" stets darauf, dass Ihr Rücken gerade bleibt und Sie nicht zur Seite kippen. Kontrollieren Sie während der Übung immer wieder Ihre Grundhaltung. Wenn Sie noch nicht so gut trainiert sind, sollten Sie es mit dieser Übung nicht übertreiben, denn die Pomuskulatur muss hierbei sehr hart arbeiten. Spüren Sie bei der Ausübung ein starkes Ziehen, sollten Sie die Wiederholungen lieber reduzieren.

Fußtippen

Übungsablauf

- Legen Sie sich auf dem Rücken auf eine weiche und bequeme Unterlage, z. B. eine Gymnastikmatte oder einen Teppich.
- Rücken und Rumpf werden fest auf den Boden gepresst. Die Arme liegen neben dem Körper, die Handflächen zeigen zum Boden.
- Heben Sie nun beide Beine gleichzeitig nach oben. Strecken Sie die Knie nicht durch, sondern lassen Sie sie leicht gebeugt.
- Ihre Fußspitzen sind geflext, also angezogen, und nicht nach außen gestreckt.
- Ziehen Sie Ihren Bauchnabel nach innen, und spannen Sie den Bauch somit fest an.
- Der Rücken liegt immer noch fest und stabil auf dem Boden.
- In dieser Position tippen Sie nun im Wechsel mit der Ferse des einen Fußes an die Innenseite des anderen.
- Wiederholen Sie diese Übung 20-mal, senken Sie dann die Beine für einen Moment auf den Boden ab, und entspannen Sie diese.
- Heben Sie nach einer kurzen Pause die Beine erneut in die genannte Position, und wiederholen Sie das „Fußtippen".
- Führen Sie nach einer weiteren Pause einen erneuten Satz mit je 20 Wiederholungen aus.

Variation

Legen Sie sich in die oben beschriebene Position (Rückenlage mit nach oben gestreckten Beinen). Schieben

Übungseinheit 14: Straffe Muskeln

Sie nun jeweils ein Bein weiter nach oben, so hoch Sie können. Nehmen Sie das Bein dann langsam wieder zurück, und schieben Sie gleichzeitig das andere Bein in die erhöhte Position. Führen Sie diese Bewegung in insgesamt 3 Sätzen mit jeweils 20 Wiederholungen aus.

Hilfsmittel

Kissen-Lift: Gehen Sie in die Rückenlage. Legen Sie ein Buch oder schweres Kissen auf die Fußsohlen. Stemmen Sie nun die Füße gleichzeitig nach oben, sodass die Beine fast gestreckt sind, und winkeln Sie diese dann wieder an. Wiederholen Sie dieses „Gewichtheben mit den Beinen" 10-mal, und führen Sie die Übung nach einer kurzen Pause ein weiteres Mal aus.

Gewichte: Zur Intensivierung können Sie an Ihren Fußgelenken Gewichtsmanschetten befestigen und die Übung dann wie gewohnt ausführen.

Wenn Sie merken, dass die Gewichte Sie zu stark beeinträchtigen, führen Sie die Übungen langsamer aus, und achten Sie auf die Kontrolle Ihrer Muskeln.

Aufgepasst

Bei dieser Übung konzentriert man sich besonders auf die Beine und den Bauch. Daher kann es leicht passieren, dass man die Grundhaltung vergisst und die Spannung aus dem Körper nimmt. Achten Sie deshalb darauf, dass Ihr Rücken und das Kreuzbein auf dem Boden aufliegen und Sie nicht ins Hohlkreuz gehen. Achtung Verletzungsgefahr: Bei der Variation „Gewichtheben" dürfen Sie auf keinen Fall etwas Zerbrechliches oder zu Schweres als Gewicht verwenden.

Trainingstipp

Dehnen Sie zum Schluss die Muskulatur der Oberschenkelinnenseiten, da diese bei der Übung stark beansprucht wird. Stellen Sie sich aufrecht hin, die Beine sind weit gegrätscht und leicht gebeugt. Beugen Sie das rechte Bein etwas mehr, das linke Bein wird gestreckt, und verlagern Sie Ihr Körpergewicht nach rechts. Ziehen Sie die linke Beckenseite zum Boden, und halten Sie die Dehnung. Wechseln Sie anschließend die Seite.

Beinpower

Mit der Übung „Oberschenkelpresse" werden die oft vernachlässigten Innenseiten der Oberschenkel trainiert und gleichzeitig die Bauchmuskulatur gestärkt.
Das „Radfahren" ist eine klassische und wohlbekannte Übung. Sie trainiert ebenfalls besonders die Oberschenkelmuskulatur.

Kissen & Co.

Statt einem Kissen können Sie auch einen weichen Gymnastikball verwenden. Auch ein Luftballon kann hierbei ganz hilfreich sein. Aber Achtung – pumpen Sie ihn nicht zu stark auf. Bei der Übung gilt dann natürlich: Nicht zu fest zudrücken!

Oberschenkelpresse

Übungsablauf

- Legen Sie sich auf den Rücken.
- Legen Sie sich ein dickes, nicht zu großes Kissen in Griffnähe bereit. Es sollte recht fest und möglichst quadratisch sein.
- Schultern, Rücken und Lendenwirbelsäule sind fest auf den Boden gepresst, die Arme liegen locker parallel zum Körper.
- Heben Sie nun beide Beine, und winkeln Sie sie so an, dass ein 90-Grad-Winkel zwischen Ober- und Unterschenkeln sowie zwischen Oberschenkel und Hüfte entsteht.
- Stecken Sie das Kissen zwischen Ihre Knie, und pressen Sie diese fest zusammen.
- Spannen Sie nun Ihre Körpermitte, also den Rumpf und den Bauch, an, und bewegen Sie die Beine leicht vor und zurück. Strecken Sie die Beine aber nur so weit vom Körper weg, dass Sie nicht ins Hohlkreuz rutschen; der gesamte Rücken muss stets Bodenkontakt haben.
- Wiederholen Sie diese Übung 10-mal, wenn Sie Ihnen leichtfällt ruhig 15-mal. Nehmen Sie dann die Beine für eine kurze Pause herunter.
- Führen Sie nun 2 weitere Sätze mit jeweils einer kurzen Pause dazwischen aus.

Übungseinheit 15: Beinpower

Hilfsmittel

Sie können auch eine etwas leichtere Variation der „Oberschenkelpresse" ausprobieren: Legen Sie sich in der oben beschriebenen Position auf eine weiche Unterlage. Ober- und Unterschenkel sind im rechten Winkel, zwischen den Knien befindet sich ein Kissen. Bauen Sie wie oben beschrieben die Grundspannung auf. Pressen Sie die Knie fest gegeneinander, sodass das Kissen dazwischen eingedrückt wird. Lösen Sie dann den Druck wieder, aber nur so weit, dass das Kissen nicht herunterfällt.

Drücken Sie insgesamt 15-mal die Knie zusammen. Legen Sie eine kurze Pause ein, in der Sie die Knie herunternehmen, und fahren Sie dann mit 2 weiteren Sätzen fort.

Aufgepasst

Achten Sie bei der „Oberschenkelpresse" darauf, dass Sie Ihre Beine nicht zu weit nach vorn strecken. Hier ist weniger mehr, denn sonst gehen Sie ins Hohlkreuz, was den Rücken belastet, oder heben mit den Schultern vom Boden ab – das sollten Sie in jedem Fall vermeiden!

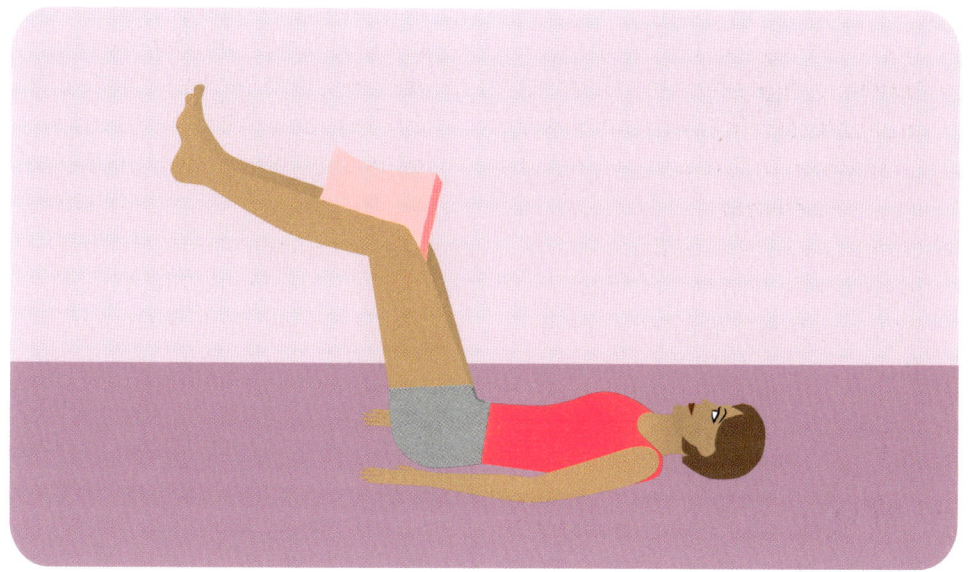

Radfahren

Übungsablauf

- Legen Sie sich flach auf den Rücken auf eine weiche Unterlage, z. B. eine Gymnastikmatte oder einen Teppich.
- Rücken und Schultern sind auf den Boden gedrückt, die Arme liegen locker parallel neben dem Körper.
- Ein Bein wird angehoben und angewinkelt, sodass Unter- und Oberschenkel einen 90-Grad-Winkel bilden.
- Mit dem anderen Bein beginnen Sie nun „Rad zu fahren", d. h. Sie beschreiben mit dem Bein große Kreise nach vorn. Ziehen Sie dafür das Knie zunächst so weit an den Körper heran, wie Sie können. Führen Sie es dann nach oben vorn, und schieben Sie anschließend die Ferse gerade nach vorn heraus, das Bein wird gestreckt. Ziehen Sie das Knie dann wieder an, und führen Sie erneut die gleiche Kreisbewegung aus.
- Lassen Sie während der gesamten Übung die Füße in der Luft, legen

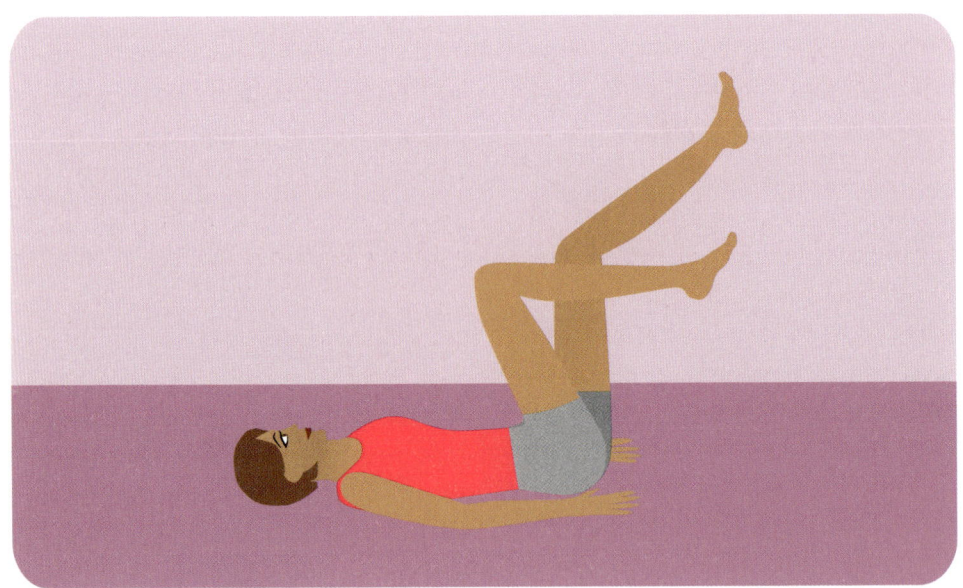

Übungseinheit 15: Beinpower

Sie sie auf keinen Fall auf dem Boden ab.
- Wiederholen Sie die Kreisbewegungen 20-mal, wechseln Sie dann zum anderen Bein, indem Sie nun das Bein, mit dem Sie gerade „Rad gefahren" sind, in einem 90-Grad-Winkel anziehen und mit dem zuvor angewinkelten Bein die Kreisbewegungen ausführen.
- Wiederholen Sie das „Radfahren" auch mit diesem Bein 20-mal, schließen Sie dann einen weiteren Satz an.

Variation

Seitenrad: Legen Sie sich bequem auf eine Seite. Der Körper ist ausgestreckt, Wirbelsäule und Hals sind lang gezogen. Stützen Sie sich mit dem oberen Arm vor dem Körper ab. Die Beine liegen parallel übereinander. Winkeln Sie das untere Bein leicht an. Heben Sie nun das obere Bein an, und fahren Sie damit Rad. Vollziehen Sie dieselben Kreisbewegungen wie beim „Radfahren" auf dem Rücken. Führen Sie von dieser Variante je 2 Sätze mit jeweils 20 Wiederholungen pro Bein aus.

Klassisches Radfahren: Legen Sie sich auf den Rücken, winkeln Sie wie in der Grundübung beschrieben ein Bein an und beginnen Sie dann, mit dem anderen Bein eine Kreisbewegung auszuführen. Während ein Bein Richtung Körper angewinkelt wird, strecken Sie das andere Bein nach vorn aus. Führen Sie nun mit beiden Beinen gleichzeitig die „Radfahr"-Bewegung aus. „Fahren" Sie so etwa 45 Sekunden, wechseln Sie dann die Richtung, und treten Sie rückwärts. Wiederholen Sie diese Übung in einem weiteren Satz.

Hilfsmittel

Wenn Sie das Training schon eine Weile ausgeübt haben und sich fit fühlen, probieren Sie einmal das „Radfahren" mit Gewichtsmanschetten an den Fußgelenken aus.

Aufgepasst

Achten Sie bei der Übung „Radfahren" darauf, dass Sie Ihre Beinmuskeln und den gesamten Rumpf anspannen und die Bewegung kontrolliert ausführen.

Gezielt trainieren

Arme/Schultern
Ausfallschritt	27
Kniebeuge	33
Treppensteigen	37
Marschieren	49
Einbeinige Kniebeuge	59
Side-Kick	62/63
Spitzentanz	71

Ausdauer
Treppensteigen	36/37
Marschieren	48/49
Leg-Curl	66/67

Äußerer Oberschenkel
Beinschere	24/25
Seitlicher Unterarmstütz	34/35
Kobra verkehrt	42/43
Side-Kick	62/63
Seitlicher Bein-Lift	64/65

Bauch
Fußtippen	74/75
Oberschenkelpresse	76/77

Gesäß
Vierfüßlerstand	20/21
Squats	22/23
Beinschere	25
Ausfallschritt	26/27
Becken-Lift	28/29
Hinterer Bein-Lift	30/31
Kniebeuge	32/33
Seitlicher Unterarmstütz	34/35
Treppensteigen	36/37
Oberschenkelkreisen	38/39
Einbeiniger Stand	40/41
Kobra verkehrt	42/43
Beinbeuger	44/45
Wechsel-Step	47
Marschieren	48/49
Vorderer Bein-Lift	50/51
Kniepresse	52/53
Kniestand	54/55
Seitlicher Ausfallschritt	56/57
Einbeinige Kniebeuge	58/59
Po-Crunch	60/61
Grätschsitz	72/73

Gleichgewicht
Becken-Lift	29
Seitlicher Unterarmstütz	34/35
Oberschenkelkreisen	39
Einbeiniger Stand	40/41
Kniestand	54/55
Side-Kick	62/63
Seitlicher Bein-Lift	64/65

Hinterer Oberschenkel
Becken-Lift	28/29
Hinterer Bein-Lift	30/31
Seitlicher Unterarmstütz	34/35
Kobra verkehrt	42/43
Vorderer Bein-Lift	50/51
Po-Crunch	60/61
Leg-Curl	66/67

Innerer Oberschenkel
Beinschere	25
Becken-Lift	29
Seitlicher Unterarmstütz	34/35
Kniepresse	52/53
Fußtippen	74/75
Oberschenkelpresse	76/77

Koordination
Vierfüßlerstand	21
Seitlicher Unterarmstütz	34/35

Oberschenkel
Squats	22/23
Hinterer Bein-Lift	30/31
Kniebeuge	32/33
Seitlicher Unterarmstütz	34/35
Treppensteigen	36/37
Einbeiniger Stand	40/41
Kobra verkehrt	42/43
Beinbeuger	44/45
Marschieren	48/49
Seitlicher Ausfallschritt	56/57
Einbeinige Kniebeuge	58/59
Leg-Curl	66/67
Radfahren	78/79

Rücken
Becken-Lift	28/29

Seitlicher Rumpf
Beinschere	24/25
Seitlicher Bein-Lift	64/65

Vorderer Oberschenkel
Ausfallschritt	26/27
Kniebeuge	32/33
Seitlicher Unterarmstütz	34/35
Kobra verkehrt	42/43
Kniestand	54/55

Waden
Squats	23
Kobra verkehrt	42/43
Wechsel-Step	46/47
Zehen – Ferse	68/69
Spitzentanz	70/71

Zehen
Zehen – Ferse	68/69
Spitzentanz	70/71